PASCALE RENY

GUIDE PRATIQUE
en santé mentale

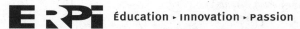

ERPi Éducation ▸ innovation ▸ passion

5757, rue Cypihot, Saint-Laurent (Québec) H4S 1R3 ▸ **erpi.com**
TÉLÉPHONE : 514 334-2690 TÉLÉCOPIEUR : 514 334-4720 ▸ erpidlm@erpi.com

Développement de produits: Sylvain Giroux

Supervision éditoriale: Jacqueline Leroux
Révision linguistique: Louise Garneau
Correction d'épreuves: Odile Dallaserra
Recherche iconographique: Chantal Bordeleau

Direction artistique: Hélène Cousineau
Coordination de la production: Muriel Normand
Conception graphique et couverture: Martin Tremblay
Illustrations : page couverture: Yuri Arcurs/Shutterstock;
PureStock; Noel Powell, Schaumburg/Shutterstock; Joshua
Blake/iStockphoto.com; Larisa Lofitskaya/Shutterstock
Édition électronique: Laliberté d'esprit

Cet ouvrage réunit des textes inédits de Pascale Reny et des extraits de la deuxième édition de *Soins infirmiers – psychiatrie et santé mentale*, une version française de la sixième édition de *Psychiatric Mental Health Nursing. Concepts of Care in Evidence-Based Practice* de Mary C. Townsend, publiée et vendue à travers le monde avec l'autorisation de F. A. Davis Company.

Dans cet ouvrage, les termes désignant les professionnels de la santé ont valeur de générique et s'appliquent aux personnes des deux sexes.

Dépôt légal – Bibliothèque et Archives nationales du Québec, 2010
Dépôt légal – Bibliothèque et Archives Canada, 2010

Imprimé au Canada   34567890   IHE   14 13 12
ISBN 978-2-7613-3557-7   20575 ABCD   ENV10

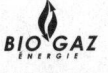

RECYCLÉ
Papier
FSC FSC® C103084

BIO GAZ
ÉNERGIE

Pour la protection des forêts, ce livre est imprimé sur du papier contenant 100 % de fibres recyclées postconsommation, fabriqué au Québec, certifié Éco-Logo, traité avec un procédé sans chlore et fabriqué à partir d'énergie biogaz.

TABLE DES MATIÈRES

LA PSYCHOPHARMACOTHÉRAPIE ET LES AUTRES THÉRAPIES DE NATURE BIOLOGIQUE

Les antidépresseurs

Les stabilisateurs de l'humeur (substances antimaniaques)

Les anxiolytiques et les sédatifs hypnotiques

Les antipsychotiques

La surveillance pharmacologique

LES PROBLÈMES DE VIOLENCE

La gestion de la problématique du suicide

La gestion de la colère et de l'agressivité

Annexes

AVANT-PROPOS

Ce guide pratique s'adresse aux étudiantes infirmières, aux candidates à la profession, aux infirmières novices et aux infirmières d'expérience. Il a pour but d'optimiser l'application de la démarche infirmière en santé mentale, en facilitant notamment l'exercice du jugement clinique et la prise de décisions relatives au choix des interventions. Condensé du manuel *Soins infirmiers – Psychiatrie et santé mentale*, il est aussi une source de données complémentaires inédites.

Cet ouvrage n'aurait pas été aussi complet sans la précieuse collaboration de certains experts du pavillon Albert-Prévost de l'hôpital du Sacré-Cœur de Montréal. Je tiens donc à remercier le Dr Yvan Pelletier, psychiatre, responsable de l'urgence, pour ses précisions relativement à l'examen mental, ainsi que Marie-Hélène Tanguay, assistante infirmière-chef par intérim/USI, et Toung Tran, infirmier-chef par intérim de l'urgence/USI, pour leurs recommandations concernant le glossaire. Je remercie également Isabelle Landry et Marie-France Turgeon, infirmières à l'hôpital de jour des troubles psychotiques, pour leurs précisions sur les protocoles de surveillance psychopharmacologique, et l'équipe de Suicide Action Montréal – en particulier Philippe Angers – pour nous avoir fourni la description de la nouvelle grille d'estimation de la dangerosité du passage à l'acte suicidaire.

J'espère que ce guide répondra pleinement à vos besoins cliniques et qu'il sera une source d'aide précieuse au cours de vos stages ou dans votre pratique en santé mentale.

Pascale Reny, inf., M.Sc.
Enseignante en santé mentale, Cégep de Saint-Laurent,
auteure et conférencière

■ Les régimes de protection

MODALITÉS

- Pour mettre en place un régime de protection, il faut qu'il y ait eu une décision de la Cour supérieure, à la suite d'une demande formulée par un proche de la personne inapte ou par le Curateur public.

- Le choix du régime repose sur deux évaluations, l'une médicale et l'autre psychosociale, qui détermineront l'ampleur et la durée de l'inaptitude du majeur.

- Le régime de protection peut être réévalué en tout temps s'il se produit un changement dans l'état de la personne; sinon, il est réévalué tous les trois ans dans le cas d'un tuteur ou d'un conseiller, et tous les cinq ans dans le cas de la curatelle.

- Toutes les décisions qui concernent un majeur protégé doivent être prises dans son intérêt, dans le respect de ses droits et de son autonomie.

■ La protection des personnes inaptes

Types de régimes de protection	Contexte
Curatelle (privée ou publique)	S'applique lorsqu'une personne présente une inaptitude totale et permanente à prendre soin d'elle-même et à administrer ses biens.
Tutelle à la personne et/ou aux biens (privée ou publique)	S'applique en cas d'inaptitude partielle ou temporaire, soit à l'égard de la personne, à l'égard des biens ou des deux.
Conseiller au majeur	S'applique dans le cas d'un majeur qui, bien qu'il soit généralement ou habituellement apte à prendre soin de lui-même et à administrer ses biens, a besoin d'assistance pour prendre certaines décisions à caractère financier.
Mandataire	S'applique dans le cas où une personne (mandant) a organisé sa protection en désignant quelqu'un (mandataire) pour la représenter en cas d'inaptitude.

Les étapes du consentement aux soins (majeur)

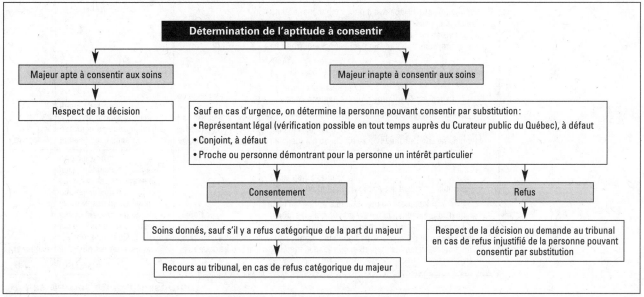

Détermination de l'aptitude à consentir

Majeur apte à consentir aux soins

Respect de la décision

Majeur inapte à consentir aux soins

Sauf en cas d'urgence, on détermine la personne pouvant consentir par substitution:
• Représentant légal (vérification possible en tout temps auprès du Curateur public du Québec), à défaut
• Conjoint, à défaut
• Proche ou personne démontrant pour la personne un intérêt particulier

Consentement

Refus

Soins donnés, sauf s'il y a refus catégorique de la part du majeur

Recours au tribunal, en cas de refus catégorique du majeur

Respect de la décision ou demande au tribunal en cas de refus injustifié de la personne pouvant consentir par substitution

Source: Mary C. Townsend (2010). *Soins infirmiers – psychiatrie et santé mentale.* Saint-Laurent: ERPI, p. 91

Les gardes en établissement

Types	Contexte	Durée maximale	Modalités
Préventive	Imposée par un médecin (généralement par le médecin de garde), sans autorisation préalable du tribunal si, en raison de son état mental, la personne présente un danger grave et immédiat pour elle-même ou pour autrui	*72 heures*, sauf si le délai expire un jour où le tribunal ne siège pas	• Pendant la durée de la garde, l'hôpital présente à un juge une requête pour soumettre le client à une évaluation psychiatrique. Celui-ci peut refuser les soins et les examens, sauf si son état les exige de manière urgente et qu'il est inapte à donner son consentement. • Le client ne peut quitter l'hôpital, même s'il signe un refus de traitement.
Provisoire	Imposée à la suite d'une ordonnance du tribunal indiquant de procéder à l'évaluation psychiatrique	*48 heures* à la suite du deuxième rapport, sauf si le délai expire un jour où le tribunal ne siège pas	• Le client est obligé de se soumettre à deux évaluations psychiatriques. • Le client peut refuser tout autre soin et traitement. • Les deux évaluations sont effectuées par deux psychiatres, sauf exception. • La première évaluation doit avoir lieu dans un délai maximum de 24 heures. • La deuxième évaluation doit avoir lieu dans les 24 heures suivant la première (client auparavant en garde préventive) ou dans un délai de 96 heures suivant la prise en charge (client qui n'était pas en garde préventive).

Autorisée	Imposée par le tribunal à la suite des évaluations psychiatriques	Fixée par le tribunal ; réévaluation au bout de *21 jours* et tous les *3 mois* par la suite	• Le client doit recevoir un document qui énonce ses droits et ses recours. • Si une évaluation psychiatrique établit que la garde n'est plus nécessaire, elle prend fin automatiquement. • Le maintien de la garde peut faire l'objet d'une décision du Tribunal administratif du Québec. • Le client peut refuser les soins et les traitements, sauf s'il fait l'objet d'une ordonnance de traitement (par la cour), ou encore en situation d'urgence. • Le client ne peut quitter l'hôpital, même s'il signe un refus de traitement.
Garde dans un contexte criminel	Imposée par le tribunal dans l'une ou l'autre des situations suivantes : a) La personne est déclarée inapte à subir son procès. b) La personne est déclarée non criminellement responsable pour cause de maladie mentale.	Fixée par le tribunal	• Le client ne peut quitter l'hôpital, à moins qu'une ordonnance du Tribunal administratif du Québec ne l'autorise. • Le client peut être soumis aux soins et aux traitements selon l'ordonnance de garde.

▦ Les mesures de contention et d'isolement

CONDITIONS

- La force, l'isolement, un moyen mécanique ou une substance chimique ne peuvent être utilisés *que pour empêcher la personne de s'infliger des blessures ou d'en infliger à autrui, et ne doivent en aucun cas servir à des fins punitives*.

- L'utilisation de mesures doit être *minimale et exceptionnelle*, et elle doit tenir compte de l'état physique et mental de la personne.

- Lorsqu'on applique une mesure de contention ou d'isolement à l'égard d'un client, en faire mention dans son dossier. On doit décrire notamment les moyens utilisés, préciser la durée d'utilisation de ces moyens et exposer le comportement qui a motivé la prise ou le maintien de cette mesure.

- Tout établissement doit adopter un protocole d'application de ces mesures en tenant compte des orientations ministérielles, le diffuser auprès de ses usagers et procéder à son évaluation annuelle.

- L'infirmière pourra « décider de l'utilisation des mesures de contention ». Tant le médecin que l'infirmière doivent connaître le protocole établi par l'hôpital à ce sujet et le respecter.

- En dehors d'une situation d'urgence, il faut obtenir le consentement du client ou de son représentant pour inclure de telles mesures dans son plan de traitement. Le client a le droit de choisir un risque de chute accru plutôt que des mesures de contention dans la mesure où il est apte à consentir. Il doit être informé des conséquences négatives de celles-ci pour donner un consentement éclairé.

Les droits et les recours d'une personne sous garde

(Nom de la personne sous garde)

Vous avez été mis sous garde en vertu d'une décision du tribunal prise à la suite de deux rapports d'examen psychiatrique.

Vous avez des droits en vertu de la loi:

1. Vous avez le droit d'être transféré auprès d'un autre établissement, si votre médecin traitant est d'avis que cela ne présente pas un risque sérieux et immédiat pour vous ou pour autrui et que l'organisation et les ressources de cet établissement le permettent.

2. Vous pouvez exiger que l'on mette fin à votre garde sans délai si un rapport d'examen psychiatrique confirmant la nécessité de maintenir votre garde n'a pas été produit dans les 21 jours de la décision du tribunal et, par la suite, au moins une fois tous les trois mois.

   À cet égard, dans votre cas, la décision du tribunal a été rendue le _____ et des rapports d'examen psychiatrique ont été produits aux dates suivantes: (dates des rapports d'examen psychiatrique produits).

3. Vous devez vous soumettre aux examens psychiatriques visés au paragraphe 2. Cependant, vous pouvez catégoriquement refuser tout autre examen, soin ou traitement. Dans ce cas, l'établissement et votre médecin devront respecter votre décision, sauf si ces examens et traitements ont été ordonnés par un juge ou s'il s'agit d'un cas d'urgence ou de soins d'hygiène.

4. Même si vous êtes sous garde, vous pouvez communiquer, en toute confidentialité, oralement ou par écrit, avec toute personne de votre choix. Cependant, il est possible que votre médecin traitant décide, dans votre propre intérêt, de vous interdire de communiquer avec certaines personnes ou d'apporter certaines restrictions à vos communications. Dans ce cas, l'interdiction ou la restriction ne peut qu'être temporaire et la décision du médecin doit vous être transmise par écrit et faire état des motifs sur lesquels elle est fondée.

   Votre médecin ne peut cependant vous empêcher de communiquer avec votre représentant, la personne autorisée à consentir à vos soins, un avocat, le curateur public ou le Tribunal administratif du Québec.

5. Lorsque vous n'êtes pas d'accord avec le maintien de votre garde ou lorsque vous n'êtes pas satisfait d'une décision prise à votre égard, vous pouvez soumettre votre cas au Tribunal administratif du Québec.

   […]

7

Les droits et les recours d'une personne sous garde (suite)

Voici comment procéder:

a) vous pouvez écrire vous-même au Tribunal ou demander à vos parents, votre tuteur, votre curateur ou votre mandataire de présenter une requête en votre nom;

b) dans votre lettre, vous devez expliquer, autant que possible, pourquoi vous n'êtes pas satisfait du maintien de votre garde ou de la décision qui a été rendue à votre sujet;

c) votre lettre constituera votre requête au Tribunal et vous devez l'envoyer à l'adresse mentionnée ci-haut dans les 60 jours qui suivent la décision avec laquelle vous n'êtes pas d'accord; mais, si vous dépassez ce délai, le Tribunal pourra tout de même décider de vous entendre si vous lui donnez des raisons justifiant votre retard;

d) le Tribunal peut mettre fin à votre garde ou renverser la décision prise à votre égard, mais avant de prendre sa décision, il doit vous rencontrer;

e) lors de cette rencontre, vous avez le droit d'être représenté par un avocat et de présenter des témoins.

6. Votre garde doit prendre fin:

a) aussitôt qu'un certificat attestant qu'elle n'est plus justifiée est délivré par votre médecin;

b) lorsqu'un rapport d'examen psychiatrique n'a pas été produit dans les délais mentionnés au paragraphe 2, dès l'expiration de ceux-ci;

c) dès la fin de la période fixée dans le jugement qui l'a ordonnée;

d) si le Tribunal administratif du Québec rend une décision à cet effet;

e) si une décision d'un tribunal judiciaire l'ordonne.

L'établissement qui vous maintient sous garde doit vous informer immédiatement de la fin de votre garde.

Source: Mary C. Townsend (2010). *Soins infirmiers – psychiatrie et santé mentale.* Saint-Laurent: ERPI, p. 97-98

▓ Le système d'évaluation multiaxial du *DSM-IV-TR*

- *Axe I – Troubles cliniques et autres situations qui peuvent faire l'objet d'un examen clinique :* Il s'agit notamment de tous les troubles mentaux (à l'exception des troubles de la personnalité et du retard mental).

- *Axe II – Troubles de la personnalité et retard mental :* Ces troubles commencent généralement pendant l'enfance ou l'adolescence et persistent sous forme stable à l'âge adulte.

- *Axe III – Affections médicales générales :* Il s'agit de toute affection générale de la santé présentée par le patient et qui peut être jugée pertinente pour comprendre ou pour gérer le trouble mental.

- *Axe IV – Problèmes psychosociaux et environnementaux :* Il s'agit des problèmes susceptibles d'avoir des répercussions sur le diagnostic, le traitement et le pronostic des troubles mentaux qui relèvent des axes I et II. Ces problèmes peuvent concerner le groupe de soutien principal, l'environnement social, l'éducation, la profession, le logement, les questions économiques, l'accès aux services de santé, les relations avec le système judiciaire (délits, crimes) et d'autres types de difficultés d'ordre psychosocial et environnemental.

- *Axe V – Évaluation globale du fonctionnement :* Cet axe permet au clinicien d'évaluer le fonctionnement général de la personne à l'aide d'un outil appelé « échelle d'évaluation globale du fonctionnement » (EGF). Cette échelle peut être particulièrement utile pour suivre globalement les progrès cliniques des individus sur les plans psychologique, social et professionnel, au moyen d'une note unique de fonctionnement.

L'ANALYSE ET L'INTERPRÉTATION DES DONNÉES SELON LES PROBLÈMES PRIORITAIRES DE SANTÉ

Voici une liste de comportements auxquels ont été associés les diagnostics infirmiers de NANDA-I. Ceux-ci permettent de planifier les soins à apporter aux clients présentant les symptômes liés aux comportements.

▇ Les comportements des clients et les diagnostics infirmiers correspondants

Comportements	Diagnostics infirmiers
Agression ; hostilité	Risque de trauma ; risque de violence envers les autres
Anorexie ou refus de manger	Alimentation déficiente
Comportement anxieux	Anxiété (préciser le niveau)
Confusion ; perte de mémoire	Confusion aiguë/chronique ; opérations de la pensée perturbées
Idées délirantes	Opérations de la pensée perturbées
Déni des problèmes	Déni non constructif
Humeur dépressive ou colère rentrée	Deuil problématique
Désintoxication ; sevrage	Risque d'accident
Difficulté à prendre des décisions importantes dans la vie	Conflit décisionnel (préciser)
Difficulté dans les relations interpersonnelles	Interactions sociales perturbées

Perte de la capacité d'assumer ses responsabilités habituelles	Exercice du rôle perturbé
Comportement révélant une dissociation mentale (dépersonnalisation ; déréalisation)	Troubles de la perception sensorielle (kinesthésique)
Sentiments de dégoût pour le corps ou des parties du corps	Image corporelle perturbée
Sentiment d'avoir perdu la maîtrise de la situation	Sentiment d'impuissance
Réminiscences (flash-back), cauchemars, souvenirs obsédants d'une expérience traumatisante	Syndrome posttraumatique
Hallucinations	Trouble de la perception sensorielle (auditive ; visuelle)
Critique négative de sa propre compétence ou de celle des autres	Diminution (chronique/situationnelle) de l'estime de soi
Incapacité de satisfaire ses besoins élémentaires	Déficit de soins personnels (s'alimenter ; se laver/effectuer ses soins d'hygiène ; se vêtir/soigner son apparence ; utiliser les toilettes)
Associations d'idées étranges et fuite des idées	Communication verbale altérée
Hyperactivité maniaque	Risque de trauma
Comportement manipulateur	Stratégies d'adaptation inefficaces
Difficulté à atteindre l'orgasme ; manque de désir sexuel	Dysfonctionnement sexuel
Phobie	Peur
Symptômes physiques traduisant des efforts d'adaptation	Stratégies d'adaptation inefficaces
Rejet de la responsabilité sur autrui ; rationalisation des échecs ; déni de responsabilité	Stratégies d'adaptation défensives
Comportement ritualisé	Anxiété (grave) ; stratégies d'adaptation inefficaces

■ **Les comportements des clients et les diagnostics infirmiers correspondants** (suite)

Comportements	Diagnostics infirmiers
Remarques aguichantes ; comportement sexuel inadapté	Interactions sociales perturbées
Comportement délibéré visant à se blesser	Automutilation ; risque d'automutilation
Stress dû à un changement de milieu	Syndrome d'inadaptation à un changement de milieu
Recours à une substance comme stratégie d'adaptation	Stratégies d'adaptation inefficaces
Recours à une substance (le déni constitue un problème)	Déni non constructif
Tentative de suicide	Risque de suicide ; risque de violence envers soi
Comportement soupçonneux	Opérations de la pensée perturbées ; stratégies d'adaptation inefficaces
Repli sur soi	Isolement social

Source : Mary C. Townsend (2010). *Soins infirmiers – psychiatrie et santé mentale.* Saint-Laurent : ERPI, p. 741

Les troubles liés à l'utilisation d'une substance

Les critères diagnostiques de l'abus d'une substance

A. Mode d'utilisation inadéquat d'une substance conduisant à une altération du fonctionnement ou à une souffrance cliniquement significative, caractérisé par la présence d'au moins une des manifestations suivantes au cours d'une période de 12 mois :

(1) utilisation répétée d'une substance conduisant à l'incapacité de remplir des obligations majeures, au travail, à l'école, ou à la maison (par exemple, absences répétées ou mauvaises performances au travail du fait de l'utilisation de la substance, absences, expulsions temporaires ou définitives de l'école, négligence des enfants ou des tâches ménagères)

(2) utilisation répétée d'une substance dans des situations où cela peut être physiquement dangereux (par exemple, lors de la conduite d'une voiture ou en faisant fonctionner une machine alors qu'on est sous l'influence d'une substance)

(3) problèmes judiciaires répétés liés à l'utilisation d'une substance (p. ex., arrestations pour comportement anormal en rapport avec l'utilisation de la substance)

(4) utilisation de la substance malgré des problèmes interpersonnels ou sociaux, persistants ou récurrents, causés ou exacerbés par les effets de la substance (par exemple, disputes avec le conjoint à propos des conséquences de l'intoxication, bagarres)

B. Les symptômes n'ont jamais atteint, pour cette classe de substance, les critères de la Dépendance à une substance.

Source : APA (2003), p. 230

▣ Les caractéristiques des substances – synthèse

Substances	Symptômes de l'utilisation	Usages thérapeutiques	Symptômes de surdose	Noms ou marques de commerce
Dépresseurs du SNC				
Alcool	Relaxation, relâchement des inhibitions, manque de concentration, somnolence, bredouillement, sommeil	Antidote du méthanol; ingrédient de plusieurs concentrés pharmacologiques; désinfectant	Nausées et vomissements, confusion, dépression respiratoire, peau froide et moite, pulsations faibles et rapides, coma, mort éventuelle	Alcool éthylique, bière, gin, rhum, vodka, bourbon, whisky, spiritueux, vin, brandy, sherry, champagne, etc.
Autres : sédatifs, hypnotiques barbituriques et non barbituriques, anxiolytiques (benzodiazépines)	Les mêmes que ceux de l'alcool	Soulagement de l'anxiété et de l'insomnie, comme c'est le cas avec les anticonvulsivants et les anesthésiques	Anxiété, hyperthermie, agitation, hallucinations, désorientation, tremblements, delirium, convulsions, mort éventuelle	Seconal, Nembutal, Amytal, Tuinal; Noctec, Dalmane, Halcion, etc.; Valium, Librium, Xanax, Ativan
GHB (gammahydroxybutyrate)	Euphorie, somnolence, modification de l'attention, de la mémoire et du jugement, vertiges	Aucun au Canada	Coma, nausées, amnésie, vomissements, convulsions, dépression respiratoire, bradycardie	Ecstasy liquide (sans rapport avec l'ecstasy dérivée de l'amphétamine); substance appelée « drogue du viol »; appréciée au lendemain d'une fête, car elle n'a pas l'effet de « gueule de bois », comme c'est le cas avec l'alcool

Stimulants du SNC				
Amphétamines et substances similaires	Hyperactivité, agitation, euphorie, insomnie, perte d'appétit	Gestion de la narcolepsie, hyperkinésie et perte de poids	Arythmies cardiaques, céphalées, convulsions, hypertension, hausse de la fréquence cardiaque, coma, mort éventuelle	Dexédrine, Tenuate, Ritalin, Cylert
Cannabis	Relaxation, loquacité, relâchement des inhibitions, euphorie, labilité de l'humeur	La marijuana a été utilisée pour soulager les nausées et les vomissements associés à la chimiothérapie antinéoplasique, pour diminuer la pression oculaire dans les cas de glaucome ainsi que pour le traitement des douleurs neurologiques dans le cas de sclérose en plaques.	Épuisement, paranoïa, illusions, hallucinations, psychose éventuelle	Cannabis, haschisch
Cocaïne	Euphorie, hyperactivité, agitation, loquacité, accroissement des pulsations, dilatation pupillaire, rhinite	Anesthésique topique	Hallucinations, convulsions, œdème pulmonaire, insuffisance respiratoire, coma, arrêt cardiaque, mort éventuelle	Hydrochlorate de cocaïne

■ **Les caractéristiques des substances – synthèse** (suite)

Substances	Symptômes de l'utilisation	Usages thérapeutiques	Symptômes de surdose	Noms ou marques de commerce
Stimulants du SNC				
Hallucinogènes	Hallucinations visuelles, désorientation, confusion, délire paranoïde, euphorie, anxiété, panique, accélération des pulsations	Le LSD a été envisagé pour le traitement de l'alcoolisme chronique et le soulagement des douleurs irréductibles.	Agitation, hyperactivité, violence, hallucinations, psychose, convulsions, mort éventuelle	LSD, PCP, mescaline, DMT, STP
Opiacés	Euphorie, léthargie, somnolence, manque de motivation, constriction pupillaire	Analgésiques; thérapie de substitution dans le cas de la méthadone; aucun dans le cas de l'héroïne	Respiration superficielle, ralentissement des pulsations, peau moite, œdème pulmonaire, arrêt respiratoire, convulsions, coma, mort éventuelle	Héroïne, morphine, codéine, opium, Dilaudid, Demerol, Percodan, Talwin

Source : Mary C. Townsend (2010). *Soins infirmiers – psychiatrie et santé mentale.* Saint-Laurent: ERPI, p. 340

■ Les syndromes d'intoxication et de sevrage – synthèse

Classes de substances	Intoxication	Sevrage	Commentaires
Alcool	Agressivité, altération du jugement, altération de l'attention, irritabilité, euphorie, dépression, labilité émotionnelle, bredouillement, incoordination motrice, instabilité de la démarche, nystagmus, rougeur du visage	Tremblements, nausées et vomissements, malaises, faiblesses, tachycardie, diaphorèse, hausse de la tension artérielle, anxiété, humeur dépressive, irritabilité, hallucinations, céphalées, insomnie, crises convulsives	Les symptômes de sevrage apparaissent de 4 à 6 heures après la prise de la dernière dose d'alcool, et peuvent aller jusqu'au delirium tremens dans les 2 ou 3 jours suivants. On a fréquemment recours à des benzodiazépines comme thérapie de substitution.
Amphétamines et substances similaires	Agressivité, mégalomanie, hypervigilance, agitation psychomotrice, altération du jugement, tachycardie, dilatation pupillaire, hausse de la tension artérielle, diaphorèse ou frissons, nausées et vomissements	Anxiété, humeur dépressive, irritabilité, quête incessante de la substance, épuisement, insomnie ou hypersomnie, agitation psychomotrice, paranoïa ou idées suicidaires	Les symptômes de sevrage culminent de 2 à 4 heures après la prise de la dernière dose, bien que la dépression et l'irritabilité puissent persister durant des mois. On peut alors prescrire des antidépresseurs.
Caféine	Agitation, nervosité, excitation, insomnie, rougeur du visage, diurèse, douleurs gastro-intestinales, contractions musculaires, pensées et discours décousus, arythmie, périodes d'infatigabilité, agitation psychomotrice	Céphalées, fatigue, diminution de la concentration, irritabilité, nausées	La caféine se trouve dans le café, le thé, les colas, le cacao, le chocolat, ainsi que dans quelques analgésiques, préparations « contre le rhume » et stimulants en vente libre.
Cannabis	Euphorie, anxiété, méfiance, sensation de ralentissement du temps, altération du jugement, désocialisation progressive, tachycardie, rougeur conjonctivale, accroissement de l'appétit, hallucinations	Agitation, irritabilité, insomnie, perte d'appétit, dépression, anxiété, fatigue	L'intoxication est immédiate et peut durer jusqu'à 3 heures. Si elle est ingérée plutôt que fumée, la substance est absorbée plus lentement et produit des effets plus durables.

▮ Les syndromes d'intoxication et de sevrage – synthèse (suite)

Classes de substances	Intoxication	Sevrage	Commentaires
Cocaïne	Euphorie, agressivité, mégalomanie, hypervigilance, agitation psychomotrice, altération du jugement, tachycardie, hausse de la tension artérielle, dilatation pupillaire, diaphorèse ou frissons, nausées et vomissements, hallucinations, delirium	Dépression, anxiété, irritabilité, épuisement, insomnie ou hypersomnie, agitation psychomotrice, paranoïa ou idées suicidaires, apathie, désocialisation progressive	De fortes doses de la substance peuvent provoquer des convulsions ou entraîner la mort par arythmie ou paralysie respiratoire.
Nicotine		Besoin impérieux de la substance, irritabilité, colère, frustration, anxiété, difficultés de concentration, agitation, diminution de la fréquence cardiaque, augmentation de l'appétit, gain de poids, tremblements, céphalées, insomnie	Les symptômes de sevrage apparaissent dans les 24 heures après la prise de la dernière dose et mettent des jours, des semaines et parfois davantage à se résorber.
Opiacés	Euphorie, léthargie, somnolence, apathie, dysphorie, altération du jugement, constriction pupillaire, somnolence, bredouillement, constipation, nausées, diminution de la fréquence respiratoire, baisse de la tension artérielle	Besoin impérieux de la substance, nausées et vomissements, douleurs musculaires, hypertension artérielle, larmoiement ou rhinorrhée, dilatation pupillaire, horripilation ou diaphorèse, diarrhée, bâillements, hyperthermie, insomnie	Les symptômes de sevrage apparaissent de 6 à 8 heures après la prise de la dernière dose, culminent le deuxième ou le troisième jour, et se résorbent au cours des 7 à 10 jours suivants.
Phencyclidine et substances similaires	Belligérance, agressivité, impulsivité, agitation psychomotrice, altération du jugement, nystagmus, augmentation de la fréquence cardiaque, hausse de la tension artérielle,	Aucun symptôme particulier	Le delirium peut survenir dans les 24 heures après la prise de la dernière dose ou plus d'une semaine après que l'individu s'est remis d'une surdose.

	diminution de la réponse à la douleur, ataxie, dysarthrie, rigidité musculaire, crises convulsives, hyperacousie, delirium		
Sédatifs, hypnotiques et anxiolytiques	Désinhibition des pulsions sexuelles ou agressives, labilité de l'humeur, altération du jugement, bredouillement, incoordination motrice, instabilité de la démarche, altération de l'attention ou de la mémoire, désorientation, confusion	Nausées ou vomissements, malaises, faiblesses, tachycardie, diaphorèse, anxiété, irritabilité, hypotension orthostatique, tremblements, insomnie, crises convulsives, troubles de la perception	Les symptômes de sevrage peuvent aller jusqu'au delirium, généralement dans la semaine qui suit la prise de la dernière dose. On peut utiliser les barbituriques à action prolongée ou les benzodiazépines comme thérapie de substitution.
Substances inhalées	Agressivité, apathie, altération du jugement, étourdissements, nystagmus, bredouillement, instabilité de la démarche, léthargie, diminution des réflexes, tremblements, vision trouble, stupeur ou coma, euphorie, irritation des yeux, du nez et de la gorge	Aucun symptôme particulier; dans les cas sévères, symptômes similaires à ceux observés dans le cas de l'alcool	L'intoxication survient dans les 5 minutes suivant l'inhalation. Les symptômes durent de 60 à 90 minutes. De fortes doses peuvent entraîner la mort par dépression du SNC ou par arythmie cardiaque.

Source: Mary C. Townsend (2010). *Soins infirmiers – psychiatrie et santé mentale.* Saint-Laurent: ERPI, p. 341-342

La schizophrénie

■ Les critères diagnostiques de la schizophrénie

A. *Symptômes caractéristiques :* Deux (ou plus) des manifestations suivantes sont présentes, chacune pendant une partie significative du temps pendant une période d'1 mois (ou moins, quand elles répondent favorablement au traitement) :

(1) idées délirantes

(2) hallucinations

(3) discours désorganisé (c.-à-d., coq-à-l'âne fréquents ou incohérence)

(4) comportement grossièrement désorganisé ou catatonique

(5) symptômes négatifs, p. ex., émoussement affectif, alogie, ou perte de volonté

[...]

B. *Dysfonctionnement social/des activités :* Pendant une partie significative du temps depuis la survenue de la perturbation, un ou plusieurs domaines majeurs du fonctionnement tels que le travail, les relations interpersonnelles, ou les soins personnels sont nettement inférieurs au niveau atteint avant la survenue de la perturbation (ou, en cas de survenue dans l'enfance ou l'adolescence, incapacité à atteindre le niveau de réalisation interpersonnelle, scolaire, ou dans d'autres activités auquel on aurait pu s'attendre).

C. *Durée :* Des signes permanents de la perturbation persistent pendant au moins 6 mois. Cette période de 6 mois doit comprendre au moins 1 mois de symptômes (ou moins quand ils répondent favorablement au traitement) qui répondent au

Critère A (c.-à-d., symptômes de la phase active) et peut comprendre des périodes de symptômes prodromiques ou résiduels. Pendant ces périodes prodromiques ou résiduelles, les signes de la perturbation peuvent se manifester uniquement par des symptômes négatifs ou par deux ou plus des symptômes figurant dans le Critère A présents sous une forme atténuée (p. ex., croyances bizarres, perceptions inhabituelles).

D. *Exclusion d'un Trouble schizo-affectif et d'un Trouble de l'humeur:* Un Trouble schizo-affectif et un Trouble de l'humeur avec caractéristiques psychotiques ont été éliminés soit (1) parce qu'aucun épisode dépressif majeur, maniaque ou mixte n'a été présent simultanément aux symptômes de la phase active; soit (2) parce que si des épisodes thymiques ont été présents pendant les symptômes de la phase active, leur durée totale a été brève par rapport à la durée des périodes actives et résiduelles.

E. *Exclusion d'une affection médicale générale/due à une substance:* La perturbation n'est pas due aux effets physiologiques directs d'une substance (c.-à-d. une drogue donnant lieu à abus, un médicament) ou d'une affection médicale générale.

F. *Relation avec un Trouble envahissant du développement:* En cas d'antécédent de Trouble autistique ou d'un autre Trouble envahissant du développement, le diagnostic additionnel de Schizophrénie n'est fait que si des idées délirantes ou des hallucinations prononcées sont également présentes pendant au moins un mois (ou moins quand elles répondent favorablement au traitement).

[…]

Source: APA (2003), p. 360-361

■ Les symptômes positifs et négatifs de la schizophrénie

Symptômes positifs	Symptômes négatifs
Hallucinations	**Indifférence affective**
Idées délirantes	• Faciès figé, inexpressif
Pensée et discours désorganisés	• Insuffisance des contacts visuels
• Association incohérente d'idées	• Insuffisance du langage corporel
• Calembours	• Affect inadéquat
• Salade de mots	• Expression émotive diminuée
• Pensée concrète	**Alogie (pauvreté du discours)**
• Écholalie	• Réponses brèves et vides
• Pensée tangentielle	• Fluidité réduite de la parole
• Pensée circonstanciée	• Contenu réduit de la parole
Comportement désorganisé	**Avolition et apathie**
• Apparence négligée	• Incapacité d'accomplir des activités dirigées vers un but
• Comportement sexuel inadéquat	• Intérêt faible ou absent à l'égard du travail ou des activités sociales
• Comportement agité	• Insuffisance des soins personnels et de l'hygiène
• Flexibilité cireuse	**Anhédonie**
	• Absence de plaisir dans les activités sociales
	• Diminution de l'intimité et de l'intérêt pour la sexualité
	Isolement social

Source : Mary C. Townsend (2010). *Soins infirmiers – psychiatrie et santé mentale.* Saint-Laurent : ERPI, p. 395

Les troubles de l'humeur

■ Les critères diagnostiques de l'épisode dépressif majeur

A. Au moins cinq des symptômes suivants doivent avoir été présents pendant une même période d'une durée de deux semaines et avoir représenté un changement par rapport au fonctionnement antérieur; au moins un des symptômes est soit (1) une humeur dépressive; soit (2) une perte d'intérêt ou de plaisir.

[...]

(1) Humeur dépressive présente pratiquement toute la journée, presque tous les jours, signalée par le sujet (p. ex., se sent triste ou vide) ou observée par les autres (p. ex., pleure). N.B. : Éventuellement, irritabilité chez l'enfant et l'adolescent.

(2) Diminution marquée de l'intérêt ou du plaisir pour toutes ou presque toutes les activités pratiquement toute la journée, presque tous les jours (signalée par le sujet ou observée par les autres).

(3) Perte ou gain de poids sensible en l'absence de régime (p. ex., modification du poids corporel en un mois, excédant 5 %), ou diminution ou augmentation de l'appétit presque tous les jours. N.B. : Chez l'enfant, prendre en compte l'absence de l'augmentation de poids attendue.

(4) Insomnie ou hypersomnie presque tous les jours.

(5) Agitation ou ralentissement psychomoteur presque tous les jours (constaté par les autres, non limité à un sentiment subjectif de fébrilité ou de ralentissement intérieur).

(6) Fatigue ou perte d'énergie presque tous les jours.

■ Les critères diagnostiques de l'épisode dépressif majeur (suite)

(7) Sentiments de dévalorisation ou de culpabilité excessive ou inappropriée (qui peut être délirante) presque tous les jours (pas seulement se faire grief ou se sentir coupable d'être malade).

(8) Diminution de l'aptitude à penser ou à se concentrer ou indécision presque tous les jours (signalée par le sujet ou observée par les autres).

(9) Pensées de mort récurrentes (pas seulement une peur de mourir), idées suicidaires récurrentes sans plan précis ou tentative de suicide ou plan précis pour se suicider.

B. Les symptômes ne répondent pas aux critères d'épisode mixte [...].

C. Les symptômes induisent une souffrance cliniquement significative ou une altération du fonctionnement social, professionnel ou dans d'autres domaines importants.

D. Les symptômes ne sont pas imputables aux effets physiologiques directs d'une substance (p. ex., une substance donnant lieu à un abus, un médicament) ou d'une affection médicale générale (p. ex., hypo-thyroïdie).

E. Les symptômes ne sont pas mieux expliqués par un Deuil, c.-à-d. après la mort d'un être cher, les symptômes persistent pendant plus de deux mois ou s'accompagnent d'une altération marquée du fonctionnement, de préoccupations morbides de dévalorisation, d'idées suicidaires, de symptômes psychotiques ou d'un ralentissement psychomoteur.

Source : APA (2003), p. 411-412.

▨ Les critères diagnostiques de l'épisode maniaque

A. Une période nettement délimitée durant laquelle l'humeur est élevée, de façon anormale et persistante, pendant au moins une semaine (ou toute autre durée si une hospitalisation est nécessaire).

B. Au cours de cette période de perturbation de l'humeur, au moins 3 des symptômes suivants (4 si l'humeur est seulement irritable) ont persisté avec une intensité suffisante :

(1) augmentation de l'estime de soi ou idées de grandeur

(2) réduction du besoin de sommeil (p. ex., le sujet se sent reposé après seulement 3 heures de sommeil)

(3) plus grande communicabilité que d'habitude ou désir de parler constamment

(4) fuite des idées ou sensations subjectives que les pensées défilent

(5) distractibilité (p. ex., l'attention est trop facilement attirée par des stimulus extérieurs sans importance ou insignifiants)

(6) augmentation de l'activité orientée vers un but (social, professionnel, scolaire ou sexuel) ou agitation psychomotrice

(7) engagement excessif dans des activités agréables, mais à potentiel élevé de conséquences dommageables (p. ex., la personne se lance sans retenue dans des achats inconsidérés, des conduites sexuelles inconséquentes ou des investissements commerciaux déraisonnables)

C. Les symptômes ne répondent pas aux critères d'un Épisode mixte [...].

D. La perturbation de l'humeur est suffisamment sévère pour entraîner une altération marquée du fonctionnement professionnel, des activités sociales ou des relations interpersonnelles, ou pour nécessiter l'hospitalisation afin de prévenir des conséquences dommageables pour le sujet ou pour autrui, ou bien il existe des caractéristiques psychotiques.

E. Les symptômes ne sont pas dus aux effets physiologiques directs d'une substance (p. ex., substance donnant lieu à un abus, médicament ou autre traitement) ou d'une affection médicale générale (p. ex., hyperthyroïdie).

Source : APA (2003), p. 417-418

Les troubles anxieux

Selon le *DSM-IV-TR* (APA, 2003), l'attaque de panique se caractérise par la présence d'au moins 4 des symptômes énumérés dans l'encadré ci-dessous, survenant de façon brutale et atteignant leur point culminant en moins de 10 minutes.

■ Les symptômes du trouble de l'attaque de panique

(1) Palpitations, battements de cœur ou accélération du rythme cardiaque

(2) Transpiration

(3) Tremblements ou secousses musculaires

(4) Sensation de « souffle coupé » ou impression d'étouffement

(5) Sensation d'étranglement

(6) Douleur ou gêne thoracique

(7) Nausée ou gêne abdominale

(8) Sensation de vertige, d'instabilité, de tête vide ou impression d'éva-nouissement

(9) Déréalisation (sentiment d'irréalité) ou dépersonnalisation (être détaché de soi)

(10) Peur de perdre le contrôle de soi ou de devenir fou

(11) Peur de mourir

(12) Paresthésie (sensations d'engourdissement ou de picotements)

(13) Frissons ou bouffées de chaleur

Source : APA (2003), p. 496

Selon le *DSM-IV-TR* (APA, 2003), les symptômes associés au trouble de l'anxiété généralisée doivent avoir été présents la plupart du temps durant les six derniers mois et avoir entraîné une souffrance significative sur le plan clinique, ou une détérioration du fonctionnement social, professionnel ou autre. Outre l'anxiété et les soucis excessifs qu'il éprouve concernant certains événements, l'individu a du mal à maîtriser certaines inquiétudes. Les symptômes sont énumérés dans l'encadré ci-dessous.

▨ Les symptômes de l'anxiété généralisée

(1) Agitation ou sensation d'être survolté ou à bout	(5) Tension musculaire
(2) Fatigabilité	(6) Perturbation du sommeil (difficultés d'endormissement ou sommeil interrompu, ou sommeil agité et non satisfaisant)
(3) Difficultés de concentration ou trous de mémoire	
(4) Irritabilité	*Source:* APA (2003), p. 549

◾ Les critères diagnostiques du trouble obsessionnel-compulsif

A. Existence soit d'obsessions soit de compulsions :

Obsessions définies par (1), (2), (3) et (4) :

(1) pensées, impulsions ou représentations récurrentes et persistantes qui, à certains moments de l'affection, sont ressenties comme intrusives et inappropriées et qui entraînent une anxiété ou une détresse importante

(2) les pensées, impulsions ou représentations ne sont pas simplement des préoccupations excessives concernant les problèmes de la vie réelle

(3) le sujet fait des efforts pour ignorer ou réprimer ces pensées, impulsions ou représentations ou pour neutraliser celles-ci par d'autres pensées ou actions

(4) le sujet reconnaît que les pensées, impulsions ou représentations obsédantes proviennent de sa propre activité mentale (elles ne sont pas imposées de l'extérieur comme dans le cas des pensées imposées)

Compulsions définies par (1) et (2) :

(1) comportements répétitifs (p. ex., lavage des mains, ordonner, vérifier) ou actes mentaux (p. ex., prier, compter, répéter des mots silencieusement) que le sujet se sent poussé à accomplir en réponse à une obsession ou selon certaines règles qui doivent être appliquées de manière inflexible

(2) les comportements ou les actes mentaux sont destinés à neutraliser ou à diminuer le sentiment de détresse ou à empêcher un événement ou une situation redoutés ; cependant, ces comporte-

ments ou ces actes mentaux sont soit sans relation réaliste avec ce qu'ils se proposent de neutraliser ou de prévenir, soit manifestement excessifs

B. À un moment durant l'évolution du trouble, le sujet a reconnu que les obsessions ou les compulsions étaient excessives ou irraisonnées. N.B.: Ceci ne s'applique pas aux enfants.

C. Les obsessions ou compulsions sont à l'origine de sentiments marqués de détresse, d'une perte de temps considérable (prenant plus d'une heure par jour) ou interfèrent de façon significative avec les activités habituelles du sujet, son fonctionnement professionnel (ou scolaire) ou ses activités ou relations sociales habituelles.

D. Si un autre Trouble de l'Axe I est aussi présent, le thème des obsessions ou des compulsions n'est pas limité à ce dernier (p. ex., préoccupation liée à la nourriture quand il s'agit d'un Trouble des conduites alimentaires; au fait de s'arracher les cheveux en cas de Trichotillomanie; inquiétude concernant l'apparence en cas de Peur d'une dysmorphie corporelle; préoccupation à propos de drogues quand il s'agit d'un Trouble lié à l'utilisation d'une substance; crainte d'avoir une maladie sévère en cas d'Hypocondrie; préoccupation à propos de besoins sexuels impulsifs ou de fantasmes en cas de Paraphilie; ou ruminations de culpabilité quand il s'agit d'un Trouble dépressif majeur).

E. La perturbation ne résulte pas des effets physiologiques directs d'une substance (p. ex., une substance donnant lieu à des abus ou un médicament) ni d'une affection médicale générale.
[...]

Source: APA (2003), p. 532-533

Les troubles des conduites alimentaires

▰▰▰ Les critères diagnostiques de l'anorexie mentale

A. Refus de maintenir le poids corporel au niveau ou au-dessus d'un poids minimum normal pour l'âge et pour la taille (p. ex., perte de poids conduisant au maintien du poids à moins de 85 % du poids attendu, ou incapacité à prendre du poids pendant la période de croissance conduisant à un poids inférieur à 85 % du poids attendu).

B. Peur intense de prendre du poids ou de devenir gros, alors que le poids est inférieur à la normale.

C. Altération de la perception du poids ou de la forme de son propre corps, influence excessive du poids ou de la forme corporelle sur l'estime de soi, ou déni de la gravité de la maigreur actuelle.

D. Chez les femmes postpubères, aménorrhée, c.-à-d. absence d'au moins trois cycles menstruels consécutifs. (Une femme est considérée comme aménorrhéique si les règles ne surviennent qu'après administration d'hormones, par exemple œstrogènes.)

Spécifier le type :

Type restrictif (« Restricting type ») : pendant l'épisode actuel d'Anorexie mentale, le sujet n'a pas, de manière régulière, présenté de crises de boulimie ni recouru aux vomissements provoqués ou à la prise de purgatifs (c.-à-d. laxatifs, diurétiques, lavements).

Type avec crises de boulimie/vomissements ou prise de purgatifs (« Binge-eating/purging type ») : pendant l'épisode actuel d'Anorexie mentale, le sujet a, de manière régulière, présenté des crises de boulimie et/ou recouru aux vomissements provoqués ou à la prise de purgatifs (c.-à-d. laxatifs, diurétiques, lavements).

Source : APA (2003), p. 682

Les troubles de la personnalité

▨ Les caractéristiques des troubles de la personnalité

Groupes	Types de troubles	Principales caractéristiques
Groupe A Comportements bizarres, excentriques	Trouble de la personnalité paranoïaque	Méfiance, suspicion, interprétation erronée de la réalité, irritabilité, mauvaise humeur, adaptation pénible aux changements, difficulté à relaxer, doute injustifié concernant la loyauté ou la fidélité des amis, rancune
	Trouble de la personnalité schizoïde	Détachement social, anhédonie, relations interpersonnelles pauvres et froides, affect émoussé, manque de confiance dans les autres, peu d'intérêt pour les relations sexuelles, indifférence apparente aux éloges ou aux critiques d'autrui
	Trouble de la personnalité schizotypique	Solitude, retrait social, affect pauvre et inadéquat, apathie, distorsions cognitives et perceptuelles (illusions, pensée magique, propos parfois vagues, circonstanciés), digressions, attrait pour les phénomènes paranormaux, la superstition, la télépathie, etc.
Groupe B Comportements théâtraux, émotifs, capricieux	Trouble de la personnalité antisociale	Participation à des activités illégales, absence d'empathie et de remords, comportement manipulateur, froideur, tendance à blâmer les autres, fréquente consommation de substances, impulsivité, irritabilité, agressivité, irresponsabilité
	Trouble de la personnalité limite	Impulsivité, relations interpersonnelles tumultueuses et intenses, perception des gens comme entièrement bons ou entièrement mauvais, automutilation, sentiment permanent de vide et d'ennui, instabilité affective, intolérance de la solitude, perturbation de l'identité personnelle
	Trouble de la personnalité histrionique	Attitude théâtrale, dramatisation, fluctuations émotionnelles, caractère influençable, besoin insatiable d'attention, attitude centrée sur soi, comportement de séduction et de provocation, somatisation

Les caractéristiques des troubles de la personnalité (suite)

Groupes	Types de troubles	Principales caractéristiques
	Trouble de la personnalité narcissique	Perception grandiose de soi, idées fantaisistes liées au pouvoir et au succès, manque d'empathie, besoin excessif d'être admiré, impression que tout est dû à la personne, exploitation des autres, arrogance ou comportement hautain
Groupe C Comportements anxieux, craintifs	Trouble de la personnalité évitante	Peur du rejet, de la critique ou de la désapprobation, perception négative de soi, estime de soi réduite, réticence dans l'expression des pensées et des émotions, évitement des interactions sociales
	Trouble de la personnalité dépendante	Attachement et soumission, difficulté à prendre des décisions de façon autonome, non-expression des sentiments négatifs ou du désaccord, recherche excessive de soutien et d'appui
	Trouble de la personnalité obsessionnelle-compulsive	Recherche de la perfection et de la maîtrise, préoccupation pour les détails, les règles et les structures, difficulté à se détendre, attitude très critique envers soi, difficulté à se pardonner, comportement trop consciencieux, scrupuleux, rigide, avare, conformiste et guindé, faible propension à déléguer, ardeur au travail excessive
	Trouble de la personnalité passive-agressive	Peu d'affirmation de soi, résistance passive, expression indirecte de la colère ou du désaccord, irritabilité, mépris, expression de critiques, tendance à trouver sans cesse à redire et à ergoter, expression du mécontentement par un comportement négatif (oublis, retards), sentiment d'injustice, d'être dupe

◼ Les critères diagnostiques de la personnalité limite

Mode général d'instabilité des relations interpersonnelles, de l'image de soi et des affects avec une impulsivité marquée, qui apparaît au début de l'âge adulte et est présent dans des contextes divers, comme en témoignent au moins cinq des manifestations suivantes :

(1) efforts effrénés pour éviter les abandons réels ou imaginés
   N.B. : ne pas inclure les comportements suicidaires ou les automutilations énumérés dans le Critère 5

(2) mode de relations interpersonnelles instables et intenses caractérisé par l'alternance entre des positions extrêmes d'idéalisation excessive et de dévalorisation

(3) perturbation de l'identité : instabilité marquée et persistante de l'image ou de la notion de soi

(4) impulsivité dans au moins deux domaines potentiellement dommageables pour le sujet (p. ex., dépenses, sexualité, toxicomanie, conduite automobile dangereuse, crises de boulimie)
   N.B. : ne pas inclure les comportements suicidaires ou les automutilations énumérés dans le Critère 5

(5) répétition de comportements, de gestes ou de menaces suicidaires, ou d'automutilations

(6) instabilité affective due à une réactivité marquée de l'humeur (p. ex., dysphorie épisodique intense, irritabilité ou anxiété durant habituellement quelques heures et rarement plus de quelques jours)

(7) sentiments chroniques de vide

(8) colères intenses et inappropriées ou difficulté à maîtriser sa colère (p. ex., fréquentes manifestations de mauvaise humeur, colère constante ou bagarres répétées)

(9) survenue transitoire dans les situations de stress d'une idéation persécutoire ou de symptômes dissociatifs sévères

Source : APA (2003), p. 817-818

Les antidépresseurs

Les antidépresseurs sont utilisés dans le traitement du trouble dysthymique, de la dépression grave accompagnée de mélancolie ou de symptômes psychotiques, de la dépression associée à des maladies organiques, de l'alcoolisme, de la schizophrénie ou du retard mental, de la phase dépressive du trouble bipolaire, de la dépression accompagnée d'anxiété et de certains troubles anxieux. Ces médicaments améliorent l'humeur et atténuent les autres symptômes associés à la dépression modérée ou grave.

▮▮ Les antidépresseurs : noms et posologies

NOMS GÉNÉRIQUES (noms commerciaux)	Doses orales (mg/j)
Antidépresseurs tricycliques (ATC)	
AMITRIPTYLINE (Elavil)	50-300
CLOMIPRAMINE (Anafranil)	75-300
DÉSIPRAMINE (Norpramin)	75-300
DOXÉPINE (Sinequan)	75-300
IMIPRAMINE (Tofranil)	75-300
NORTRIPTYLINE (Aventyl)	75-150
TRIMIPRAMINE (Surmontil)	50-300
Inhibiteur du recaptage de la noradrénaline et de la dopamine (IRND)	
BUPROPION (Wellbutrin)	150-400
Inhibiteurs sélectifs du recaptage de la sérotonine (ISRS)	
CITALOPRAM (Celexa)	20-60
ESCITALOPRAM (Cipralex)	10-20
FLUOXÉTINE (Prozac)	10-80

FLUVOXAMINE (Luvox)	50-300
PAROXÉTINE (Paxil)	20-50
SERTRALINE (Zoloft)	50-200
Antidépresseur noradrénergique et sérotoninergique spécifique (NASS)	
MIRTAZAPINE (Remeron)	15-45
Inhibiteur réversible de la monoamine-oxydase-A (IRMA)	
MOCLOBÉMIDE (Manerix)	300-600
Inhibiteurs du recaptage de la sérotonine et antagonistes de la sérotonine-2 (IRAS)	
NÉFAZODONE (Serzone)	200-600
TRAZODONE (Desyrel)	150-600
Inhibiteurs de la monoamine-oxydase (IMAO)	
PHÉNELZINE (Nardil)	45-90
TRANYLCYPROMINE (Parnate)	10-60
Inhibiteurs du recaptage de la sérotonine et de la noradrénaline (IRSN)	
DULUXÉTINE (Cymbalta)	30-90
VENLAFAXINE (Effexor)	75-375

Note : voir dans le manuel la section *L'enseignement au client*, p. 255.

Source : adapté de Mary C. Townsend (2010). *Soins infirmiers – psychiatrie et santé mentale*. Saint-Laurent: ERPI, p. 251

▪ Les antidépresseurs : effets secondaires et interventions infirmières

Effets secondaires	Interventions infirmières
Effets secondaires toutes classes confondues	
Sécheresse de la bouche	• Donner au client des bonbons sans sucre, des glaçons et de fréquentes gorgées d'eau. • Souligner l'importance d'une hygiène buccale rigoureuse.
Sédation	• Faire prescrire par le médecin la prise du médicament avant le coucher. • Demander au médecin de diminuer la dose ou de prescrire un médicament ayant des effets sédatifs moins prononcés. • Recommander au client de ne pas conduire ni utiliser des engins dangereux lorsqu'il ressent les effets de la sédation.
Nausées	• Informer le client que le médicament doit être pris avec de la nourriture afin de prévenir les troubles GI.
Effets secondaires les plus courants des tricycliques	
Vision trouble	• Rassurer le client en lui expliquant que ce symptôme disparaîtra au bout de quelques semaines. • Avertir le client qu'il ne doit pas conduire tant que sa vision est trouble. • Dégager les lieux de passage quotidien du client pour lui éviter les chutes.
Constipation	• Faire prendre au client des aliments à haute teneur en fibres ; augmenter son absorption de liquides si ce n'est pas contre-indiqué et l'encourager à faire davantage d'exercices physiques, dans la mesure du possible.
Rétention urinaire	• Dire au client de signaler toute incapacité d'uriner ou tout retard à la miction. • Surveiller les ingesta et les excreta. • Essayer diverses méthodes pour stimuler la miction, comme faire couler de l'eau dans la salle de bains ou verser de l'eau sur la région périnéale.
Hypotension orthostatique	• Conseiller au client de se relever lentement d'une position allongée ou assise. • Surveiller fréquemment la tension artérielle du client (lorsqu'il est en position allongée et en position debout), puis noter et signaler les changements importants. • Vérifier les signes vitaux 2 ou 3 fois par jour, ou au besoin.

	• Conseiller au client d'éviter les douches ou les bains très chauds ou prolongés.
Réduction du seuil convulsif	• Surveiller étroitement les clients qui ont des antécédents d'épilepsie. • Prendre les précautions nécessaires selon les méthodes figurant dans le guide de l'hôpital. • Administrer le bupropion (Wellbutrin) à des doses n'excédant pas 150 mg et au moins toutes les quatre heures. (Le bupropion a été associé à une incidence relativement élevée de crises convulsives chez les clients souffrant d'anorexie et de cachexie.)
Tachycardie et arythmie	• Surveiller étroitement la pression artérielle ainsi que la fréquence et le rythme du pouls du client et signaler tout changement important au médecin.
Photosensibilité	• Veiller à ce que le client applique des écrans solaires et porte des vêtements protecteurs et des lunettes de soleil lorsqu'il va à l'extérieur.
Prise de poids	• Peser le client tous les jours ; l'encourager à adopter un régime hypocalorique ; laisser au client la possibilité de faire des exercices physiques ; lui donner des consignes pour l'adoption d'un régime et la pratique d'exercices.
Effets secondaires les plus courants des ISRS	
Insomnie, agitation	• Recommander au client de prendre le médicament tôt dans la journée. • Conseiller au client d'éviter les aliments et les boissons caféinés. • Enseigner au client des exercices de relaxation à faire avant le coucher.
Maux de tête	• Informer le client que les maux de tête sont plus fréquents s'il prend de la fluoxétine (Prozac). • Administrer au client les analgésiques prescrits par le médecin. • Aviser le médecin afin qu'il prescrive un autre ISRS ou une autre classe d'antidépresseurs.
Perte de poids (la prudence s'impose lorsqu'on administre des ISRS à des clients anorexiques)	• Veiller à ce que le client absorbe suffisamment de calories afin de maintenir le poids désiré. • Peser le client tous les jours ou tous les deux jours à la même heure, si possible sur le même pèse-personne.
Dysfonctionnement sexuel	• Si l'effet secondaire devient intolérable, discuter avec le médecin de la possibilité de changer d'antidépresseur. • Chez l'homme, une éjaculation anormale ou l'impuissance peuvent se manifester. Chez la femme, des difficultés à obtenir l'orgasme sont possibles.

Les antidépresseurs : effets secondaires et interventions infirmières (suite)

Effets secondaires	Interventions infirmières
Effets secondaires les plus courants des IMAO : les crises hypertensives	• Cet effet survient lorsque le sujet consomme de la nourriture qui contient de la tyramine alors qu'il est traité aux IMAO (voir le tableau 14.4). Les principaux symptômes d'une crise hypertensive sont les suivants : cervicooccipitalgie grave, palpitations, nausées ou vomissements, raideur de la nuque, fièvre, transpiration, augmentation marquée de la pression artérielle, douleurs thoraciques et coma.
	• Le traitement de la crise hypertensive comprend les étapes suivantes : interrompre immédiatement la prise du médicament ; vérifier les signes vitaux ; administrer un médicament antihypertensif à action brève prescrit par le médecin ; prendre des mesures de refroidissement externes pour maîtriser l'hyperthermie.
Autre effet secondaire possible de la trazodone (Desyrel) : le priapisme	• Si le client se plaint d'érections douloureuses, suspendre la médication et avertir immédiatement le médecin.
	Il s'agit d'un effet secondaire rare, mais qui s'est manifesté chez certains hommes qui prenaient de la trazodone. Ce symptôme peut causer un véritable problème, voire nécessiter une intervention chirurgicale ; si le problème n'est pas résolu, le client deviendra impuissant.

Note : voir dans le manuel la section *L'enseignement au client*, p. 255.

Les aliments, les substances et les médicaments à éviter pendant la thérapie aux IMAO

Aliments contenant de la tyramine		
Teneur élevée en tyramine (ne pas consommer pendant la thérapie aux IMAO)	Teneur modérée en tyramine (consommer occasionnellement pendant la thérapie aux IMAO)	Faible teneur en tyramine (consommer en quantité limitée pendant la thérapie aux IMAO)
Fromages vieillis (cheddar, fromage suisse, camembert, fromages bleus, parmesan, provolone, romano, brie)	Gouda, fromage fondu américain, mozzarella	Fromages pasteurisés (fromage à la crème, fromage cottage, ricotta)
	Yogourt, crème sure	

Raisins secs, fèves, pois chinois à écosser	Avocats, bananes	Figues
Vins rouges (chianti, bourgogne, cabernet sauvignon)	Bière, vin blanc, café, cola, thé, chocolat chaud	Spiritueux distillés (avec modération)
Viande fumée et traitée (salami, mortadelle, pepperoni, saucisson d'été)	Extraits de viande, par exemple les bouillons	
Caviar, hareng en saumure, bœuf en conserve, foie de poulet ou de bœuf		
Sauce soja, levure de bière, attendrisseur de viande (glutamate monosodique)	Chocolat	

Médicaments à éviter

L'ingestion des substances énumérées ci-après pendant une thérapie aux IMAO peut provoquer une crise hypertensive fatale.

On recommande de prévoir une période de 14 jours entre l'utilisation de ces médicaments et la prise d'un IMAO.

- Autres antidépresseurs (tricycliques; ISRS)
- Adrénergiques (adrénaline, dopamine, noradrénaline, éphédrine, pseudo-éphédrine, phényléphrine, phénylpropanolamine, produits grand public contre la toux et le rhume)

- Stimulants (amphétamines, cocaïne, produits amaigrissants)
- Antihypertenseurs (méthyldopa, guanéthidine, réserpine)
- Mépéridine et probablement les autres narcotiques opioïdes (morphine, codéine)
- Antiparkinsoniens (lévodopa)

Source: adapté de Mary C. Townsend (2010). Soins infirmiers – psychiatrie et santé mentale. Saint-Laurent: ERPI, p. 253

Les stabilisateurs de l'humeur (substances antimaniaques)

Le carbonate de lithium est le médicament par excellence pour le traitement et la gestion de la période maniaque du trouble bipolaire. Il peut aussi être efficace pour surmonter le trouble schizoaffectif et l'hypomanie. Ces dernières années, toutefois, un certain nombre de chercheurs et de cliniciens ont obtenu des résultats satisfaisants en utilisant d'autres médicaments, notamment les anticonvulsivants administrés isolément ou en combinaison avec le lithium.

Les stabilisateurs de l'humeur : noms, indications et contre-indications, mécanismes d'action et posologies

NOMS GÉNÉRIQUES (noms commerciaux)	Indications	Mécanismes d'action	Contre-indications et précautions	Doses (adultes)
Stabilisateurs de l'humeur				
LITHIUM (Carbolith, Duralith, Lithane)	Troubles bipolaires, tant au cours des phases dépressives que des phases maniaques.	• Effets sur la fonction cellulaire par son action sur le métabolisme et sur le transport du sodium. • Effets sur le calcium et le magnésium.	• Hypersensibilité, maladies cardiaques ou rénales • Déshydratation, déplétion sodique, lésion cérébrale, grossesse et allaitement • Mise en garde dans les cas de troubles de la thyroïde, de diabète, de rétention urinaire, d'antécédents épileptiques, et chez les personnes âgées	Dose usuelle : 900 mg-2,4 g/j Dose initiale : 300-600 mg/tid

| | | • Stabilisation des récepteurs des catécholamines et effets sur plusieurs autres neurotransmetteurs, dont le GABA. (Il peut s'écouler de 1 à 3 semaines avant que les symptômes disparaissent.) | | |

Anticonvulsivants

| CARBAMAZÉPINE (Tegretol) | • Crise convulsive tonicoclonique et crise épileptiforme automatique.
• Troubles bipolaires. | • Effets antimaniaques dans les cas de troubles bipolaires.
• Propriétés sédatives, anticholinergiques, anticonvulsivantes (a donc des effets sur la manie).
• Utilisation chez les patients n'ayant pas réagi au lithium.
• Début d'action: de 7 à 10 jours. | • Hypersensibilité
• Mise en garde dans le cas des personnes âgées, de maladies rénale, cardiaque et hépatique, de grossesse et, si pris en association avec des IMAO, d'allaitement | 200-1600 mg/j |
| ACIDE VALPROÏQUE* (Depakene)
DIVALPROEX DE SODIUM (Epival) | • Peuvent remplacer le lithium lorsque le patient n'y réagit pas.
• Agissent comme stabilisateurs de l'humeur. | • Intensification ou facilitation de l'action du GABA (médiateur chimique inhibiteur).
• Effets sur les terminaisons nerveuses postsynaptiques. | • Hypersensibilité
• Précautions à prendre en cas d'insuffisance rénale ou de maladie hépatique | 60 mg/kg/j |

* Acide valproïque (Depakene): l'interaction de ce médicament avec les dépresseurs du SNC peut potentialiser les effets de dépression du SNC. L'utilisation de l'acide valproïque en combinaison avec la phénytoïne ou le clonazépam peut provoquer des crises convulsives. L'intensification des effets de l'acide valproïque est possible également lorsqu'on le combine avec de la primidone ou avec des IMAO. Pris en même temps que de l'aspirine et de la warfarine, l'acide valproïque peut provoquer des saignements prolongés.

■ **Les stabilisateurs de l'humeur : noms, indications et contre-indications, mécanismes d'action et posologies** (suite)

NOMS GÉNÉRIQUES (noms commerciaux)	Indications	Mécanismes d'action	Contre-indications et précautions	Doses (adultes)
	• Plus efficaces dans la manie aiguë à cycles rapides que dans la dépression.	• Réaction au traitement : de 1 à 2 semaines après l'atteinte de la concentration thérapeutique.	• Mise en garde dans les cas de maladie cardiaque, de grossesse et d'allaitement	
LAMOTRIGINE (Lamictal)	• Troubles bipolaires de type II. • États mixtes. • Dépression bipolaire.	• Efficacité plus forte que celle du lithium dans le trouble bipolaire de type II et dans la dépression bipolaire.		25-700 mg/j
GABAPENTINE (Neurontin) TOPIRAMATE (Topamax)	• Efficacité non prouvée dans le traitement de la manie et des troubles bipolaires. • Semblent efficaces en association avec le lithium ou l'acide valproïque. • Efficaces pour améliorer le sommeil et pour traiter l'agitation psychomotrice.	• Anticonvulsivant. • Action sur le GABA. • Inhibition de la transmission nerveuse. • Réduction de l'excitation.	• Hypersensibilité • Précautions à prendre dans les cas d'insuffisance rénale, de grossesse et d'allaitement, de même que chez les enfants et les personnes âgées	900-3600 mg/j 25-1600 mg/j

Note : voir dans le manuel la section *L'enseignement au client*, p. 258 et 259.

Source : adapté de Mary C. Townsend (2010). *Soins infirmiers – psychiatrie et santé mentale.* Saint-Laurent : ERPI, p. 257

■ La toxicité du lithium

L'écart entre les niveaux thérapeutique et toxique du lithium est ténu. Les taux habituels de concentrations sériques sont les suivants:

- Dose thérapeutique en phase aiguë: de 0,6 à 1,2 mmol/L
- Dose d'entretien: de 0,5 à 1 mmol/L. On administre les doses minimales (de 0,4 à 0,6 mmol/L) aux personnes âgées.

Il faut vérifier les taux sériques de lithium une ou deux fois par semaine, au début du traitement, jusqu'à ce que la dose et les taux sériques soient stables, puis chaque mois pendant la thérapie d'entretien. On doit effectuer des prises de sang 12 heures après avoir administré la dernière dose.

Les effets secondaires du lithium se manifestent de la façon suivante:

1. Zone thérapeutique en phase aiguë: tremblements légers, polyurie, polydipsie, prise de poids, fatigue, arrière-goût métallique, faiblesse musculaire, goitre. Il convient d'informer le médecin de la présence de ces signes.

2. Zone de toxicité légère (de 1,5 à 2,5 mmol/L): nausées et vomissements persistants, faiblesse, diarrhées graves, ataxie, vision trouble, acouphènes.

3. Zone de toxicité grave (plus de 2,5 mmol/L): stupeur, ralentissement psychomoteur, confusion mentale, tremblements progressifs, coma, mort.

Source: Mary C. Townsend (2010). *Soins infirmiers – psychiatrie et santé mentale,* Saint-Laurent: ERPI, p. 256 et 258.

■ L'administration des stabilisateurs de l'humeur : effets secondaires et interventions infirmières

NOMS GÉNÉRIQUES (noms commerciaux)	Effets secondaires	Interventions infirmières
Stabilisateurs de l'humeur		
LITHIUM (Carbolith, Duralith, Lithane)	• Sécheresse de la bouche, soif	• Donner au client des bonbons sans sucre, des glaçons et de fréquentes gorgées d'eau.
		• Souligner l'importance d'une hygiène buccale rigoureuse.
		• Le client doit consommer de 2,5 à 3,5 litres d'eau par jour.
	• Troubles GI, nausées, vomissements	• Informer le client que le médicament doit être pris avec de la nourriture afin de prévenir les troubles GI.
	• Légers tremblements des mains	• Signaler ce symptôme au médecin, qui peut abaisser la dose ; certains médecins prescrivent une faible dose de propranolol (bêtabloquant) pour contrer cet effet.
	• Hypotension, arythmie, pouls irrégulier	• Conseiller au client de se relever lentement d'une position allongée ou assise.
		• Surveiller fréquemment la tension artérielle du client (lorsqu'il est en position allongée et en position debout), puis noter et signaler les changements importants.
		• Vérifier les signes vitaux 2 ou 3 fois par jour, ou au besoin.
		• Conseiller au client d'éviter les douches ou les bains très chauds ou prolongés.
	• Polyurie, déshydratation	• Signaler ces symptômes au médecin, qui peut réduire la dose de médicament.
	• Prise de poids	• Indiquer au client que ce problème peut disparaître après les deux premières semaines.
		• Surveiller les ingesta et les excreta quotidiens, ainsi que le poids.
		• Surveiller quotidiennement le signe du pli cutané.

		• Prescrire un régime hypocalorique.
		• Souligner l'importance d'un bon apport en sodium.
	• Somnolence, étourdissements, céphalées	• S'assurer que le client ne manipule pas des engins dangereux ni n'exerce des activités exigeant d'être toujours en alerte.
Anticonvulsivants		
CARBAMAZÉPINE (Tegretol) ACIDE VALPROÏQUE (Depakene, Depakote) DIVALPROEX (Epival)	• Nausées, vomissements	• Donner le médicament en même temps que des aliments ou du lait afin de prévenir les troubles GI.
	• Dyscrasies sanguines	• S'assurer que le client comprend qu'il est nécessaire d'effectuer régulièrement des tests sanguins pendant son traitement aux anticonvulsivants.
	• Saignements prolongés (acide valproïque)	• Vérifier soigneusement la numération des plaquettes et la durée des saignements avant d'entreprendre une thérapie à l'acide valproïque. Guetter l'apparition spontanée de saignements ou d'ecchymoses.

Note : voir dans le manuel la section *L'enseignement au client*, p. 258 et 259

Source : adapté de Mary C. Townsend (2010). *Soins infirmiers – psychiatrie et santé mentale.* Saint-Laurent : ERPI, p. 258

Les anxiolytiques et les sédatifs hypnotiques

On les emploie dans le traitement des troubles anxieux, des symptômes de l'anxiété, du syndrome de sevrage alcoolique, des spasmes des muscles squelettiques, des crises convulsives, des crises épileptiques et de la sédation préopératoire.

▮ Les principales benzodiazépines utilisées comme anxiolytiques

NOMS GÉNÉRIQUES (noms commerciaux)	Début d'action (min)	Durée d'action*	Doses pour les adultes (mg/j)		
			Anxiété	Insomnie	Maximale
ALPRAZOLAM (Xanax)	15-60	++	0,75-4	0,25-0,5	10
BROMAZÉPAM (Lectopam)		++	6-30	1,5-6	60
CHLORAZÉPATE (Tranxene)	30-60	+++	15-60	3,75-30	90
CHLORDIAZÉPOXYDE (Librium)	15-45	+++	15-100		400
CLONAZÉPAM** (Rivotril)	30-60	++	0,5-2	0,5-2	20
DIAZÉPAM (Valium)	15-30	+++	4-40	5-10	40
LORAZÉPAM (Ativan)	30-60	++	2-9	1-4	10
OXAZÉPAM (Serax)	45-60	+	30-120	5-30	120

* Durée d'action:
  • Courte: +
  • Intermédiaire: ++
  • Longue: +++
** Aussi utilisé dans les troubles convulsifs (crises nyocloniques et petit mal, ou absence)

■ Les anxiolytiques : effets secondaires et interventions infirmières

Effets secondaires	Interventions infirmières
1. Somnolence, confusion mentale, léthargie (effets secondaires les plus courants)	• Recommander au client de ne pas conduire ni utiliser des engins dangereux pendant le traitement.
2. Tolérance, dépendance physique et psychologique (ne s'applique pas au buspirone)	• Informer le client qui suit un traitement à long terme qu'il ne doit pas l'interrompre brusquement. Le sevrage brusque peut être fatal. Les symptômes comprennent notamment la dépression, l'insomnie, l'anxiété grave, les crampes abdominales et musculaires, les tremblements, les vomissements, la transpiration, les crises convulsives et le delirium.
3. Potentialisation des effets des autres dépresseurs du SNC	• Dire au client de ne pas boire d'alcool pendant son traitement et de ne pas prendre d'autres médicaments qui sont des dépresseurs du SNC.
4. Possibilité d'aggravation des symptômes chez les personnes déprimées	• Évaluer tous les jours l'humeur du client. • Prendre les précautions nécessaires pour prévenir un suicide.
5. Hypotension orthostatique	• Conseiller au client de se relever lentement d'une position allongée ou assise. • Surveiller fréquemment la tension artérielle du client (lorsqu'il est en position allongée et en position debout), puis noter et signaler les changements importants.

▮ Les anxiolytiques : effets secondaires et interventions infirmières (suite)

Effets secondaires	Interventions infirmières
	• Vérifier les signes vitaux 2 ou 3 fois par jour, ou au besoin. • Conseiller au client d'éviter les douches ou les bains très chauds ou prolongés.
6. Excitation paradoxale (le client présente des symptômes contraires aux effets désirés)	• Suspendre l'administration du médicament et avertir le médecin de cette réaction.
7. Sécheresse de la bouche	• Donner au client des bonbons sans sucre, des glaçons et de fréquentes gorgées d'eau. • Souligner l'importance d'une hygiène buccale rigoureuse.
8. Nausées et vomissements	• Informer le client que le médicament doit être pris avec de la nourriture afin de prévenir les troubles GI.
9. Dyscrasie	• Signaler immédiatement au médecin les symptômes suivants : maux de gorge, fièvre, malaise, ecchymoses spontanées ou saignements inhabituels.

Note : voir dans le manuel la section *L'enseignement au client*, p. 262.

Les antipsychotiques

Les antipsychotiques sont aussi appelés *tranquillisants majeurs* ou *neuroleptiques*. On les utilise dans le traitement des troubles psychotiques aigus ou chroniques, particulièrement lorsqu'ils sont accompagnés d'une activité psychomotrice accrue.

▓ Comparaison des effets secondaires des divers antipsychotiques

NOMS GÉNÉRIQUES (noms commerciaux)	Doses usuelles (mg/j)	Effets secondaires				
		Effets anticholinergiques	**Sédation**	**Hypotension**	**Symptômes extrapyramidaux**	
					Dystonie	**Autres**
Antipsychotiques typiques (1re génération)						
CHLORPROMAXINE (Largactil)	30-1000	++++	++++	++++	++	++
FLUPENTHIXOL (Fluanxol)	3-12	+++	++	++	+++	+++
FLUPHÉNAZINE (Moditen)	1-40	++	++	++	+++	+++
HALOPÉRIDOL (Haldol)	0,5-100	++	++	++	++++	+++
LOXAPINE (Loxapac)	20-250	+++	++++	+++	+++	+++
MÉTHOTRIMÉPRAZINE (Nozinan)	50-150	++++	++++	++++	+	+++
PÉRICYAZINE (Neuleptil)	7,5-60	++++	++++	+++	+	++
PERPHÉNAZINE (Trilafon)	2-64	++	+++	++	+++	+++
PIMOZIDE (Orap)	2-20	++	+++	++	++	++

Comparaison des effets secondaires des divers antipsychotiques (suite)

NOMS GÉNÉRIQUES (noms commerciaux)	Doses usuelles (mg/j)	Effets secondaires			Symptômes extrapyramidaux	
		Effets anticholinergiques	Sédation	Hypotension	Dystonie	Autres
Antipsychotiques typiques (1re génération)						
PROCHLORPÉRAZINE (Stermetil)	15-150	+	++	+	+++	+++
THIORIDAZINE (MellarIl)	100-800	++++	++++	++++	+	+
TRIFLUOPÉRAZINE (Stelazine)	2-40	++	++	+++	+++	+++
ZUCLOPENTHIZOL (Clopixol)	10-100	+++	++++	++	+++	++
Les antipsychotiques à action prolongée injectable (1re et 2e générations)						
FLUPENTHIXOL DÉCANOATE (Fluanxol)	20-80 mg/2-3 sem.	++	+++	++	++	+++
FLUPHÉNAZINE DÉCANOATE (Modecate)	12,5-100 mg/1-4 sem.	+	+	+	++++	+++
FLUPHÉNAZINE ŒNANTHATE (Moditen)	12,5 –100 mg/1-3 sem.	+	+	+	++++	+++
FLUSPIRILÈNE (Imap*)	2-15 mg/sem.	++	++	++	++	+++
HALOPÉRIDOL DÉCANOATE (Haloperidol LA)	50-300 mg/4 sem.	+	+	+	++++	+++
PALIPÉRIDONE (Invega)	3-9 mg/j					
PIPOTIAZINE (Piportil)	25-250 mg/2 sem.	+++	+++	+++	+	+++
RISPÉRIDONE (Risperdal Consta)	25-50 mg/2 sem.	++	++	++	++	++

ZUCLOPENTHIXOL (Clopixol-Acuphase**)	25-150 mg/2-3 j					++
ZUCLOPENTHIXOL DÉCANOATE (Clopixol-Dépôt)	100-400 mg/2-4 sem.					++
Antipsychotiques atypiques (2ᵉ génération)						
CLOZAPINE (Clozaril)	300-900 mg	++++	++++	++++	+	+
OLANZAPINE (Zyprexa)	5-20 mg	+++	++++	++	+	+
QUÉTIAPINE (Seroquel)	150-800 mg	++	+++	+++	+	+
RISPÉRIDONE (Risperdal)	2-16 mg	++	++++	++	+++	++
ZIPRAZIDONE (Geodon)	40-160 mg	++++	++	++	++	+

* Médicament aqueux et très irritant

** Clopixol-Acuphase : est indiqué dans les épisodes psychotiques aigus ; agit dans un délai de 2 à 4 heures. L'injection intramusculaire produit un effet qui dure entre 2 et 3 jours. La sédation est généralement maximale 8 heures après l'injection. On ne doit pas administrer ce médicament durant plus de 2 semaines ni donner plus de 4 injections pendant ce laps de temps ; la dose cumulative maximale est de 400 mg.

Clopixol-Acuphase et Clopixol-Dépôt peuvent être mélangés dans la même seringue et administrés en une seule injection, mais Clopixol-Acuphase ne peut être mélangé avec d'autres antipsychotiques à longue action.

Note : voir dans le manuel la section *L'enseignement au client*, p. 258 et 270.

Source : adapté de Mary C. Townsend (2010). *Soins infirmiers – psychiatrie et santé mentale*. Saint-Laurent : ERPI, p. 268-269

▉ Les antipsychotiques : effets secondaires généraux et interventions infirmières

Effets secondaires	Interventions infirmières
Effets anticholinergiques	
Sécheresse de la bouche	• Donner au client des bonbons sans sucre, des glaçons et de fréquentes gorgées d'eau. • Souligner l'importance d'une hygiène buccale rigoureuse.
Vision trouble	• Rassurer le client en lui expliquant que ce symptôme disparaîtra au bout de quelques semaines. • Avertir le client qu'il ne doit pas conduire tant que sa vision est trouble. • Dégager les lieux de passage quotidien du client pour lui éviter les chutes.
Constipation	• Faire prendre au client des aliments à haute teneur en fibres ; augmenter son absorption de liquides si ce n'est pas contre-indiqué et l'encourager à faire davantage d'exercices physiques, dans la mesure du possible.
Rétention urinaire	• Dire au client de signaler toute incapacité d'uriner ou tout retard à la miction. • Surveiller les ingesta et les excreta. • Essayer diverses méthodes pour stimuler la miction, comme faire couler de l'eau dans la salle de bains ou verser de l'eau sur la région périnéale.
Nausées, troubles GI	• Informer le client que le médicament doit être pris avec de la nourriture afin de prévenir les troubles GI. • Diluer les concentrés et les administrer avec du jus de fruits ou un autre liquide. Le mélange doit être effectué immédiatement avant la prise du médicament.
Éruption cutanée	• Signaler au médecin toute apparition d'éruption cutanée. • Éviter de renverser du liquide concentré sur la peau. Une dermatite de contact peut apparaître.

Sédation	• Faire prescrire par le médecin la prise du médicament avant le coucher.
	• Demander au médecin de diminuer la dose ou de prescrire un médicament ayant des effets sédatifs moins prononcés.
	• Recommander au client de ne pas conduire ni utiliser des engins dangereux lorsqu'il ressent les effets de la sédation.
Hypotension orthostatique	• Conseiller au client de se relever lentement d'une position allongée ou assise.
	• Surveiller fréquemment la tension artérielle du client (lorsqu'il est en position allongée et en position debout), puis noter et signaler les changements importants.
	• Vérifier les signes vitaux 2 ou 3 fois par jour, ou au besoin.
	• Conseiller au client d'éviter les douches ou les bains très chauds ou prolongés.
Photosensibilité	• Veiller à ce que le client applique des écrans solaires, porte des vêtements protecteurs et des lunettes de soleil lorsqu'il va à l'extérieur.
Effets hormonaux	
Diminution de la libido, éjaculation rétrograde, gynécomastie (hommes)	• Expliquer ces effets au client et le rassurer quant à leur réversibilité; le client peut parler au médecin de la possibilité d'être traité à l'aide d'autres médicaments.
Aménorrhée (femmes)	• Rassurer la cliente quant à la réversibilité de cet effet; lui dire de ne pas mettre fin à l'utilisation de ses contraceptifs parce que l'aménorrhée n'indique pas l'absence d'ovulation.
Prise de poids	• Peser le client tous les jours; l'encourager à adopter un régime hypocalorique; laisser au client la possibilité de faire des exercices physiques; lui donner des consignes pour l'adoption d'un régime et la pratique d'exercices.
Abaissement du seuil de convulsions	• Surveiller étroitement les clients qui ont des antécédents épileptiques. *Remarque :* cette surveillance est particulièrement importante dans le cas des clients qui prennent de la clozapine (Clozaril). On a noté que des crises convulsives survenaient chez 1 à 5 % des personnes qui ont pris ce médicament selon la dose prescrite (Pokalo, 1991).

■ **Les antipsychotiques : effets secondaires généraux et interventions infirmières** (suite)

Agranulocytose	• L'agranulocytose, qui peut être fatale, se traduit par une chute radicale du nombre de globules blancs. C'est là un effet secondaire des antipsychotiques qui peut se révéler très grave, mais qui est relativement rare. Il apparaît généralement dans les trois premiers mois du traitement. *Exception :* en ce qui concerne la clozapine (Clozaril), l'agranulocytose survient chez 1 à 2 % des clients qui prennent le médicament (Pokalo, 1991). Les personnes traitées à la clozapine doivent se soumettre à une prise de sang hebdomadaire afin de pouvoir continuer à suivre la thérapie. Elles reçoivent d'un seul coup le traitement d'une semaine. Si le nombre de globules blancs tombe au-dessous de 3000 mm³ ou si le granulocyte descend au-dessous de 1500 mm³, on interrompt le traitement. Le trouble est réversible lorsqu'il est détecté à un stade précoce. Toutefois, le contrôle sanguin hebdomadaire rend le traitement trop coûteux pour certaines personnes.
	• Observer l'apparition de maux de gorge, de fièvre et de malaises. Une formule sanguine complète doit être effectuée si ces symptômes se manifestent.
Sialorrhée	• Un nombre assez important de clients traités à la clozapine (Clozaril) se mettent à saliver énormément.
	• Il faut aider le client, car cette situation peut être très embarrassante. Cela peut même poser des problèmes de sécurité (risque d'aspiration, par exemple), si le phénomène est très prononcé.
Effets secondaires	**Interventions infirmières**
Réactions extrapyramidales (REP)	• Observer si les réactions se produisent et le signaler, le cas échéant. Administrer des médicaments antiparkinsoniens, selon l'ordonnance du médecin. Prévenir le médecin si ces médicaments n'ont pas été prescrits.
	a) Pseudoparkinsonisme
	Les symptômes peuvent se manifester de un à cinq jours après le début du traitement aux antipsychotiques. Ils surviennent plus souvent chez les femmes, les personnes âgées et les clients déshydratés que chez les autres clients.
	b) Akinésie (mêmes remarques qu'en a)

	c) Acathisie
	Ce symptôme touche le plus souvent les femmes; les symptômes peuvent apparaître de 50 à 60 jours après le début de la thérapie.
	d) Dystonie du visage, des bras, des jambes et du cou, crise oculogyre, torticolis, opisthotonos (contracture généralisée, le corps et la tête se renversant en arrière)
	Ces effets se produisent le plus souvent chez les hommes et chez les clients de moins de 25 ans. Les manifestations de la dystonie constituent des situations qui doivent être traitées d'urgence.
	* Prévenir le médecin de cette réaction; il administrera en général du méthanesulfonate de benztropine (Cogentin). Rester avec le client, le rassurer et le soutenir pendant cette expérience éprouvante.
	e) Dyskinésie tardive
	Tous les clients traités aux antipsychotiques pendant une longue période (des mois ou des années) sont à risque. Les symptômes pourraient être irréversibles.
	• Interrompre le médicament dès le premier signe, qui se traduit souvent par des mouvements vermiformes de la langue; une intervention rapide peut empêcher la situation de devenir irréversible.
Syndrome malin des neuroleptiques	• Il s'agit d'une complication rare, mais éventuellement fatale, du traitement aux neuroleptiques. Il faut prendre régulièrement la température du client et observer l'apparition de symptômes pseudoparkinsoniens. Le syndrome peut apparaître au bout de quelques heures ou même de quelques années après la première prise du médicament et la progression est très rapide, soit de 24 à 72 heures. À noter, entre autres symptômes: rigidité musculaire parkinsonienne grave, hyperpyrexie allant jusqu'à 41,6°C, tachycardie, tachypnée, fluctuation de la pression sanguine, incontinence, élévation des CPK, diaphorèse et détérioration rapide de l'état mental allant jusqu'à la stupeur et au coma.
	• Interrompre immédiatement l'administration des médicaments.
	• Surveiller les signes vitaux, le degré de rigidité musculaire, les ingesta et les excreta, le niveau de conscience.

La surveillance pharmacologique

▇ Clozapine, lithium, divalproex sodique et carbamazépine

NOMS GÉNÉRIQUES (noms commerciaux)	Indications lors du prétraitement	Indications lors du traitement	Fréquence des dosages spécifiques à la médication pendant le traitement
CLOZAPINE (Clozaril)	• Examens : ECG + EEG + analyses de surveillance métabolique • Remplir Formulaire 1 du Réseau d'assistance soutien Clozaril (RASC), sections 1, 2, 3, 4 • Télécopier Formulaire 1 dûment rempli + résultats FSC à Novartis (1 800 465-1312) pour obtenir le numéro de RASC afin de commencer le traitement avec Clozaril	Surveillance quotidienne des effets secondaires et des symptômes possibles d'agranulocytose × 6 semaines puis 3 fois/semaine × 12 semaines et chaque semaine par la suite (voir tableau de surveillance des effets secondaires, p. 58-59 du guide)	• FSC 1 fois/semaine × 26 semaines • FSC 1 fois/2 semaines × 26 semaines • FSC 1 fois/4 semaines par la suite * *Note :* si les leucocytes et les neutrophiles se maintiennent entre $3,5 × 10^9/L$ et $2,0 × 10^9/L$, respectivement
LITHIUM (Lithane)	• Examens de laboratoire : FSC, analyse d'urine, biochimie de base (Na, K, Ca, AST, phosphatase alcaline, créatinine, glycémie, protéines totales), TSH • ECG si 40 ans et +	• Répéter TSH et créatinine 6 mois après le début du traitement. • Si augmentation de la posologie de lithium, faire lithémie de contrôle 8 jours plus tard.	• Lithémie 1 fois/semaine × 2 • Lithémie 1 fois/15 jours × 2 • Lithémie 1 fois/mois × 2 Par la suite, faire contrôle tous les 2 à 6 mois.
DIVALPROEX SODIQUE (Epival)	• Examens de laboratoire : FSC, plaquettes, analyse d'urine, M-300, GPT, PTT, TSH • ECG si 40 ans et +	• Répéter FSC, plaquettes, GPT, phosphatase alcaline tous les 15 jours × 2, tous les mois × 2, puis tous les 3 à 6 mois.	• Dosage d'acide divalproïque 1 fois/semaine × 4

	• Examens de laboratoire : FSC, plaquettes, analyse d'urine, M-300, GPT, PTT, TSH • ECG si 40 ans et +	• Si augmentation de la posologie d'Epival, faire dosage de contrôle une semaine plus tard.	• Dosage d'acide divalproïque 1 fois/mois × 2 Par la suite, faire contrôle tous les 3 à 6 mois.
CARBAMAZÉPINE (Tegretol)	• Examens de laboratoire : FSC, plaquettes, analyse d'urine, biochimie de base (Na, K, Ca, AST, phosphatase alcaline, créatinine, glycémie, protéines totales), TSH • ECG si 40 ans et +	• Répéter FSC et plaquettes tous les 15 jours × 2, tous les mois × 2, tous les 3 mois × 4, puis tous les 3 à 6 mois. • Répéter ALT, phosphatase alcaline, Na, K tous les 15 jours × 2, tous les mois × 2, puis tous les 3 à 6 mois. • Si augmentation de la posologie de Tegretol, faire dosage de contrôle une semaine plus tard.	• Dosage de carbamazépine 1 fois/semaine × 2 • Dosage de carbamazépine 1 fois/15 jours × 2 • Dosage de carbamazépine 1 fois/mois × 1 Par la suite, faire contrôle tous les 3 à 6 mois.

Source : ce tableau est inspiré de protocoles en vigueur au pavillon Albert-Prévost de l'hôpital du Sacré-Cœur de Montréal. Il vous est présenté à titre indicatif seulement. Notez qu'il peut y avoir certaines variations dans le suivi de la médication selon les contextes et les régions.

◼ La clozapine : surveillance des effets secondaires

Dates											
Symptômes											
Fièvre											
Tachycardie											
Hypotension											
Sédation											
Hypersalivation											
Énurésie											
Nausées											
Convulsions											
Étourdissements											
Vomissements											
Constipation											
Diarrhée											
Diaphorèse											
Vision trouble											
Sécheresse de la bouche											

Tremblements											
Acathisie											
Hypertonie											
Confusion											.
Éruptions cutanées											
Masse corporelle											
Fièvre ≥ 38°											
Léthargie											
Faiblesse											
Mal de gorge											
Gastro-entérite											
Ulcérations											
Infection											

Notation: **Aucun symptôme = 0**   **Léger = +**   **Moyen = ++**   **Grave = +++**

En présence de symptômes:

- Faire un contrôle immédiat de la FSC.
- Avertir immédiatement le médecin traitant ou le médecin de garde.
- En cas de doute, cesser la médication en attendant les résultats de contrôle.

La clozapine : effets indésirables et interactions

La clozapine doit être utilisée selon un protocole de surveillance très strict, car elle comporte un risque important d'agranulocytose ; la vie du patient peut être en danger. Il faut effectuer des hématogrammes toutes les semaines. Si la situation devient alarmante, le réseau de distribution du médicament exige qu'on procède à ces analyses avant d'exécuter l'ordonnance du médecin.

Surveillance recommandée :

- Avant le traitement : numérotation et formule leucocytaire norale
- Début du traitement : analyse sanguine hebdomadaire pendant 26 semaines ; puis toutes les quinzaines pendant 52 semaines ; enfin 1 fois par mois
- Après l'arrêt du traitement : poursuivre le suivi hématologique pendant 4 semaines (voir le tableau ci-dessous)

EFFETS INDÉSIRABLES ET INTERACTIONS

Le gain de poids moyen est estimé à 4,45 kg après 10 semaines de traitement (*Canadian Journal of CME*, juillet 2002).

La clozapine pourrait être impliquée dans l'apparition d'hyperglycémie, d'acidocétose et de diabète de novo (*Bulletin EIM*, oct. 2001, vol. 11, n° 4).

Certains effets indésirables sont peu fréquents mais potentiellement sérieux. Les principaux sont : le syndrome malin des neuroleptiques, les myoclonies, les épisodes de délire, les thromboembolies.

La caféine augmente l'effet et la toxicité de la clozapine.

La carbamazépine diminue l'effet de la clozapine et la toxicité hématologique.

Le clonazépam entraîne un risque accru de toxicité.

Le diazépam entraîne un risque accru de toxicité.

L'érythromycine augmente l'effet de la clozapine.

Le tabagisme a un effet inducteur ; l'arrêt du tabagisme pourrait donc provoquer une hausse des niveaux de la clozapine.

RÉSULTATS DU PRÉLÈVEMENT

Situations	Résultats du prélèvement et symptomatologie*	Conduite à tenir et commentaires
NORMALE (code vert)	• Globules blancs (GB) ≥ 3,5 • Neutrophiles absolus (NA) ≥ 2 et • Pas de symptôme pseudogrippal ni de symptôme fébrile	• Valeurs minimales pour commencer l'administration de la clozapine • Prise de sang chaque semaine ou toutes les deux semaines • Poursuite du traitement
ALERTE (code jaune)	• 2,0 ≤ globules blancs (GB) < 3,5 ou • 1,5 ≤ neutrophiles absolus (NA) < 2,0 ou • Baisse unique ou cumulative du nombre de leucocytes supérieurs à 3,0 au cours des 4 dernières semaines (même si leur nombre dépasse 3,5) • Baisse unique ou cumulative du nombre de neutrophiles supérieurs à 1,5 au cours des 4 dernières semaines (même si leur nombre dépasse 2,0) ou	• Prise de sang au moins bihebdomadaire jusqu'au retour dans la zone verte • Surveillance des signes d'infection (fièvre, frisson et chute de la tension artérielle) • Poursuite du traitement ou interruption, selon le jugement du médecin
ARRÊT de l'administration de clozapine (code rouge)	• Globules blancs (GB) < 2,0 ou • Neutrophiles absolus (NA) < 1,5	• Arrêt immédiat de l'administration de clozapine • Avis immédiat au médecin de l'arrêt du traitement • Surveillance hématologique hebdomadaire 4 semaines suivant l'arrêt du traitement • Surveillance des symptômes infectieux: NE PAS REPRENDRE LE TRAITEMENT AVEC LA CLOZAPINE.

* Les valeurs de GB et de NA sont multipliées par 10^9/L (OPQ, Norme 90.02, janvier 2005 et monographie 206).

Source: Mary C. Townsend (2010). *Soins infirmiers – psychiatrie et santé mentale.* Saint-Laurent: ERPI, p. 265

La sismothérapie

La sismothérapie, ou traitement par électrochocs, est efficace chez les clients qui traversent une phase suicidaire aiguë ou qui souffrent de dépression grave, particulièrement chez ceux qui manifestent des symptômes psychotiques ou qui présentent un ralentissement psychomoteur et des changements neurovégétatifs, par exemple des troubles du sommeil, de l'appétit et de l'énergie. Cette méthode est envisagée uniquement lorsqu'une thérapie à base d'antidépresseurs s'est révélée inefficace.

Les effets secondaires

Les effets secondaires les plus courants des électrochocs sont une perte de mémoire passagère et la confusion mentale. Les adversaires de cette méthode soutiennent que ces changements se traduisent par des lésions irréversibles au cerveau. Ses défenseurs insistent sur leur caractère provisoire et réversible. De nombreuses études ont montré que la sismothérapie n'engendre pas de détérioration cognitive ni neuropsychologique permanente (Lyness, 1997).

Les médicaments associés à la sismothérapie

Un certain nombre de médicaments sont associés à la sismothérapie. Par exemple, le sulfate d'atropine est administré par injection intramus-culaire environ 30 minutes avant le traitement. Ces médicaments sont prescrits pour diminuer les sécrétions et contrer les effets vagaux provoqués par les électrochocs.

Dans la salle de traitement, l'anesthésiste administre un anesthésique de courte durée. Un myorelaxant est injecté par intraveineuse pour prévenir les fortes contractions musculaires pendant la crise d'épilepsie, ce qui réduit ainsi la possibilité de fracture ou de dislocation des os. Comme la succinylcholine paralyse les muscles respiratoires, on doit donner de l'oxygène pur au client avant le traitement.

Les interventions infirmières relatives à la sismothérapie

1. Avant de lui administrer le traitement, l'infirmière doit s'assurer que le client a subi un examen médical complet et qu'il a donné son consentement par écrit. **2.** Le client doit être à jeun depuis au moins huit heures avant le traitement. **3.** Le client est invité à uriner, à enlever ses prothèses dentaires ou autres, à retirer les objets de métal qu'il porte, une montre ou des pinces à cheveux. Il est préférable que la personne n'ait pas de vernis sur les ongles à cause de la surveillance qu'exige l'anesthésie générale. **4.** L'infirmière doit vérifier les signes vitaux avant et après le traitement.

Source: Mary C. Townsend (2010). *Soins infirmiers – psychiatrie et santé mentale.* Saint-Laurent: ERPI, p. 273 et 274

La gestion de la problématique du suicide

▇▇ Les facteurs de risque associés au suicide

SITUATION MATRIMONIALE

Chez les personnes célibataires, le taux de suicide est deux fois plus élevé que chez les personnes mariées. Les personnes célibataires, divorcées et veuves présentent des taux de suicide de quatre à cinq fois plus élevés que ceux des personnes mariées (Tondo et Baldessarini, 2001b).

SEXE

Les femmes se livrent à davantage de tentatives de suicide que les hommes, mais ceux-ci ont un taux de réussite plus élevé ; ce taux est d'environ 70 % chez les hommes contre 30 % chez les femmes. Pareil phénomène s'explique par la létalité de la méthode utilisée. Les femmes ont tendance à recourir à la surdose de médicaments, tandis que les hommes utilisent des moyens plus radicaux, par exemple les armes à feu. Ces données peuvent aussi indiquer que les femmes recherchent et acceptent plus facilement l'aide venant d'amis ou de professionnels, alors que les hommes estiment fréquemment que le simple fait de demander de l'aide constitue un signe de faiblesse (Murphy, 1998).

ÂGE

Les taux de suicide présentent une corrélation positive avec l'âge. Les taux grimpent en flèche à l'adolescence, s'accentuent de 30 à 40 ans, décroissent jusqu'à 65 ans et montent de nouveau pendant les dernières années de la vie.

▋ Les facteurs de risque associés au suicide (suite)

RELIGION

Historiquement, le taux de suicide chez les protestants est nettement plus élevé que chez les catholiques et les juifs (Sadock et Sadock, 2007). Toutefois, la croyance religieuse est en général un facteur de protection contre le suicide. En effet, dans un article récent de l'*American Journal of Psychiatry*, on lit que les personnes déprimées qui pratiquent une religion ou qui ont un fort sentiment d'appartenance à une organisation religieuse sont moins enclines à commettre un suicide que les non-pratiquants (Dervic et autres, 2004), et ce, quelle que soit la religion.

CATÉGORIE SOCIOPROFESSIONNELLE

Les personnes appartenant aux classes sociales les plus favorisées ou aux moins favorisées accusent des taux de suicide plus élevés que celles qui font partie des classes moyennes (Sadock et Sadock, 2007). En ce qui concerne la profession, les taux de suicide sont plus élevés chez les médecins, les dentistes, les avocats, les musiciens, les agents d'assurances et les policiers que parmi les autres catégories socioprofessionnelles.

TROUBLES PSYCHIATRIQUES

Les personnes atteintes de troubles de l'humeur sont nettement plus à risque de commettre un suicide que celles qui souffrent d'autres troubles psychiatriques ou d'autres problèmes de santé. L'anxiété, la toxicomanie, la schizophrénie et le trouble de la personnalité limite peuvent aussi accroître le risque de suicide. Les personnes qui souffrent de troubles de l'humeur (dépression majeure et trouble bipolaire) sont bien plus susceptibles de se suicider que tous les autres groupes à risque dans les domaines psychiatriques et médicaux. Sadock et Sadock (2007) écrivent ce qui suit: «Presque 95 % des personnes qui commettent un suicide ou qui font une tentative ont un trouble psychiatrique ayant fait l'objet d'un diagnostic. Parmi cette population, 80 % des gens sont atteints d'un trouble dépressif.»

TROUBLE DU SOMMEIL, CONSOMMATION ABUSIVE DE SUBSTANCES ET MALADIE CHRONIQUE

On associe également l'insomnie grave à un risque de suicide accru, même en l'absence de dépression. La consommation d'alcool, et particulièrement d'alcool et de barbituriques combinés, fait monter ce risque. Une personne touchée par une maladie chronique douloureuse ou invalidante présente aussi un risque de suicide plus important.

ORIENTATION SEXUELLE

En 1994, le National Institute of Mental Health des États-Unis a organisé un atelier pour étudier les taux de suicide parmi les hommes et les femmes homosexuels. Le comité a conclu qu'il n'y avait pas suffisamment de preuves pour établir un lien entre l'orientation sexuelle et la suicidabilité. Remafedi (1999) a réagi à ces constatations en déclarant qu'un certain nombre de recherches en étaient arrivées à la conclusion inverse. Dans le cadre d'une étude effectuée auprès de jumeaux adultes, on a observé que les hommes vivant avec un partenaire du même sexe avaient 6,5 fois plus de risques que leur jumeau de faire une tentative de suicide (Herrell et autres, 1999). Une autre étude a constaté que les sujets homosexuels, hommes ou femmes, couraient plus de risques de souffrir de troubles psychiatriques et d'adopter des comportements suicidaires (Fergusson, Horwood et Beautrais, 1999). Remafedi et ses collaborateurs (1998) ont découvert que le risque de suicide était plus élevé chez les adolescents homosexuels que chez les hétérosexuels du même âge.

ANTÉCÉDENTS FAMILIAUX DE SUICIDE

Un taux de risque plus important est aussi associé à des antécédents familiaux de suicide, notamment lorsque le parent suicidaire est du même sexe que l'enfant. Les personnes qui ont attenté à leurs jours dans le passé sont également davantage à risque. Environ la moitié des personnes qui se sont suicidées avaient fait une tentative. La perte d'un être cher, par le décès ou la séparation, le chômage ou un fardeau financier accru augmentent aussi les risques.

Source: adapté de Mary C. Townsend (2010). *Soins infirmiers – psychiatrie et santé mentale.* Saint-Laurent: ERPI, p. 461-462

Guide d'évaluation de la suicidalité

Idées suicidaires	• Avez-vous des idées suicidaires actuellement ?
	• Quand ces pensées ont-elles commencé ?
	• Pouvez-vous préciser ces pensées ?
	• Qu'est-ce qui est à l'origine de ces pensées ? (événements précipitants, changements d'humeur…)
	• Ces idées sont-elles associées à certaines émotions ? (colère, culpabilité, honte, désespoir…)
	• Ces idées reviennent-elles souvent ? Vous sentez-vous envahi par ces idées ? Vous sentez-vous en contrôle ?
	• (En présence d'éléments psychotiques) Vous arrive-t-il d'entendre des voix ? À quoi ressemblent-elles ? Que disent-elles ? Vous donnent-elles des ordres ? Comment réagissez-vous à ces voix ?
Accessibilité aux moyens	• Avez-vous pris des informations sur certaines méthodes ?
	• Avez-vous actuellement accès au moyen envisagé ?
	• Avez-vous facilement accès à des médicaments ou à des produits dangereux ?
	• Avez-vous facilement accès à des armes à feu ou à d'autres types d'armes ?
Tentatives antérieures	• Avez-vous déjà posé des gestes dangereux pour votre vie ? Comment cela s'est-il passé ? (circonstances, moyen utilisé, pensées, conséquences…)
	• Que recherchiez-vous en posant ce geste ?
	• Aviez-vous consommé des drogues ou de l'alcool ?
	• En quoi la situation actuelle est-elle similaire ?
	• Avez-vous fait d'autres tentatives suicidaires ? Si oui, combien et comment ? À quand remonte la dernière fois ? Ont-elles nécessité une hospitalisation ?

Intention/létalité	• Avez-vous fait des préparatifs spéciaux en vue de votre suicide (ex.: rédaction d'une lettre, mise en ordre de ses affaires, saluer certaines personnes, dons d'objets significatifs, etc.)?
	• Croyez-vous que le moyen que vous envisagez sera efficace?
	• Avez-vous pris des mesures pour ne pas être découvert?
	• Souhaitez-vous mourir ou mettre fin à votre souffrance?
	• (S'il y a eu tentative) Aviez-vous planifié votre geste ou encore s'agissait-il d'un geste impulsif? Pourquoi la tentative n'a-t-elle pas fonctionné? Avez-vous demandé de l'aide?
	• (Après le geste) Est-ce vous qui avez demandé de l'aide? Comment vous sentez-vous du fait d'être encore en vie? (regrets, soulagement, indifférence…)
Sécurité des autres	• Y a-t-il des personnes que vous croyez responsables de ce qui vous arrive?
	• Y a-t-il d'autres personnes à qui vous pensez faire du mal?
	• Y a-t-il des personnes que vous souhaiteriez amener avec vous?
Protection contre le passage à l'acte	• Qu'est-ce qui vous a empêché de passer à l'action jusqu'à maintenant?
	• Y a-t-il quelque chose que vous pouvez faire pour diminuer ces idées ou une personne avec laquelle vous vous sentez plus en sécurité?
	• Vous avez dit que vous n'avez pas concrétisé vos idées suicidaires par le passé à cause de X. Jusqu'à quel point ce facteur a de l'importance en ce moment?

Source: Trousse de prévention et de gestion des conduites suicidaires produite par le service des communications de l'hôpital Rivière-des-Prairies; la trousse a été élaborée sous la direction du regroupement des directrices de soins infirmiers des CHSP du Québec.

Niveaux de surveillance

	Constante	Étroite	Discrète
Niveau de dangerosité pour lui-même ou pour l'entourage	Élevé	Modéré	Léger
Ordonnance médicale	Oui		
Période de validité de l'ordonnance	24 heures		
Moyens	Présence continue auprès du patient		
Fréquence de la surveillance	Continue	Aux 15 minutes ou plus souvent si requis	Aux 30 minutes ou plus souvent si requis
	Une présence doit être assurée lorsque le patient est à la toilette ou à la douche	Une attention particulière doit être portée lorsque le patient est à la toilette ou à la douche Demander de ne pas fermer la porte à clé	Sauf si sorties extérieures de plus de 30 minutes autorisées par le médecin
Interventions :			
• Effets personnels (briquet, bijoux, cigarettes, etc.)	• Limitation des objets selon l'état clinique	• Limitation des objets selon l'état clinique	• Autorisés sauf si indication contraire
• Objets apportés par les visiteurs	• Procéder à une vérification en tout temps	• Procéder à une vérification en tout temps	• Procéder à une vérification si pertinent
• Fouille et saisie	• Mesure exceptionnelle selon les politiques et procédures en vigueur	• Mesure exceptionnelle selon les politiques et procédures en vigueur	• Mesure exceptionnelle selon les politiques et procédures en vigueur

	Constante	Étroite	Discrète
Port de vêtements	Vêtements personnels ou vêtements d'hôpital si indiqué	Vêtements personnels ou vêtements d'hôpital si indiqué	Vêtements personnels
Sorties hors unité	Aucune sortie sauf si traitement ou examen urgent (accompagné en tout temps)	Aucune sortie sauf si traitement ou examen urgent (accompagné en tout temps)	Sorties selon ordonnance médicale

Légende :

Constante : Mesure de surveillance requise lorsque la personne présente un niveau **élevé** de dangerosité pour elle-même ou pour son entourage.

Cette mesure consiste à accorder une présence continue par un membre du personnel désigné. La personne ne peut être laissée seule à aucun moment.

Étroite : Mesure de surveillance requise lorsque la personne présente un niveau **modéré** de dangerosité pour elle-même ou son entourage.

Cette mesure consiste à accorder une surveillance aux 15 minutes ou plus souvent si requis et implique que les intervenants savent en tout temps où est la personne et ce qu'elle fait.

Discrète : Mesure de surveillance requise lorsque la personne présente un niveau **léger** de dangerosité pour elle-même ou son entourage.

Cette mesure consiste à accorder une surveillance aux 30 minutes ou plus souvent si requis et implique que les intervenants connaissent les déplacements de la personne.

Source : Trousse de prévention et de gestion des conduites suicidaires produite par le service des communications de l'hôpital Rivière-des-Prairies ; la trousse a été élaborée sous la direction du regroupement des directrices de soins infirmiers des CHSP du Québec.

■ Présentation de la nouvelle grille d'estimation de la dangerosité du passage à l'acte suicidaire

Suicide Action Montréal (SAM) et le Centre Dollard-Cormier – Institut universitaire sur les dépendances (CDC-IUD) ont élaboré conjointement une nouvelle *grille d'estimation de la dangerosité d'un passage à l'acte suicidaire*, qui sera recommandée par le MSSS dans son guide de bonnes pratiques qui paraîtra au printemps 2010. Par souci de validité clinique, **nous ne sommes pas autorisés à la reproduire car elle doit être accompagnée d'une formation dispensée par des formateurs accrédités en prévention du suicide.**

QUELS SONT LES AVANTAGES DE CETTE NOUVELLE GRILLE?

1. Chaque critère est pondéré sur un continuum de couleurs

Vert	Jaune	Orange	Rouge

Le continuum de couleurs permet de placer les facteurs de protection à gauche (dans le vert et le jaune) et les facteurs de risque à droite (dans l'orange et le rouge). Le clinicien qui cote peut voir rapidement ce qui protège la personne et ce qui la met en danger. Cette première lecture indique ce qui doit être travaillé pendant la rencontre. Le continuum de couleurs permet aussi d'introduire l'idée que la cotation n'est pas statique. Outil dynamique, la cote peut en effet se déplacer pendant l'entrevue.

2. Les facteurs les plus près du passage à l'acte (proximaux) ont été privilégiés

Il est possible de dénombrer environ 75 facteurs associés au suicide. Cette multitude de facteurs rend impossible l'investigation de la présence de chacun d'eux chez la personne suicidaire (Wingate *et al.*, 2004). Il importe ainsi que les intervenants se centrent sur les facteurs les plus importants (Wingate *et al.*, 2004), les plus près du passage à l'acte et ceux qui peuvent servir de leviers pendant l'intervention.

La grille de SAM et CDC-IUD est composée de 7 critères : *la planification du suicide, la tentative de suicide, la capacité à espérer un changement, l'usage de substances, la capacité à se contrôler, la présence de proches et la capacité à prendre soin de soi.*

Une pondération a été créée pour intégrer les facteurs de risque et de protection sous chacune de ces grandes catégories. À titre d'exemples, une grande agitation se retrouve dans la *capacité à se contrôler*; tandis que l'adhésion à un suivi se retrouve dans la *capacité à prendre soin de soi.*

D'autres facteurs ont été placés en amont. Par exemple, si vous êtes en présence d'un homme qui vit une rupture amoureuse ou qui vient de perdre un important montant d'argent au jeu, il serait important de vérifier s'il pense au suicide sans attendre l'apparition d'autres indices. Si la réponse est positive, on active la grille.

3. L'outil tient compte des problèmes de santé mentale, de dépendances et de comorbidité

Même si la majorité des gens décédés par suicide avaient un problème de santé mentale, la majorité des gens qui ont un problème de santé mentale ne se tuent pas. Les personnes qui souffrent d'un trouble mental, d'une dépendance et de comorbidité doivent certainement recevoir une attention particulière et des traitements appropriés. Cependant, le diagnostic ne permet pas de connaître les personnes qui représentent un plus grand danger pour elles-mêmes. Les infirmières qui travaillent presque exclusivement avec des personnes qui ont un trouble mental doivent savoir à quel moment diminuer ou augmenter leur vigilance.

La grille n'a pas été conçue pour poser un diagnostic même si elle tient compte du lien entre le suicide et les troubles mentaux. En utilisant ces outils, l'infirmière pourra reconnaître des symptômes associés à un diagnostic en particulier tandis que l'intervenant ou l'éducateur pourra utiliser les mêmes outils sans avoir à connaître le diagnostic (conformément à loi 21). Tous les groupes d'acteurs importants pourront prévenir des décès par suicide, tout en reconnaissant l'expertise spécifique de chacun.

Nous avons retenu les éléments les plus parlants. Par exemple, le désespoir fait l'unanimité chez les chercheurs et les cliniciens sur son rôle central chez les suicidaires (Duhamel, 2007). C'est le désespoir et l'absence de raison de vivre qui font qu'une personne dépressive se suicide. À une extrémité du continuum *capacité à espérer un changement*, la personne croit que le suicide est la seule porte de sortie, elle n'a plus d'espoir, ne voit plus aucune raison de vivre. À l'autre extrémité de ce même continuum, la personne a une raison de vivre, croit encore que l'avenir peut s'améliorer. Le NSPL (2007) nous invite aussi à porter attention aux symptômes végétatifs qui sont les plus parlants avant un suicide (manque de sommeil, perte d'appétit, manque d'énergie). Ces facteurs sont inclus dans la *capacité à prendre soin de soi*. Les voix mandataires qui disent de se tuer (NSPL, 2007) se retrouvent dans le critère *capacité à se contrôler*. Il ne s'agit pas ici de faire une liste exhaustive de chacun de ces exemples d'intégration des facteurs liés aux troubles mentaux, mais plutôt d'illustrer la logique qui sous-tend l'organisation de l'outil. Le fait de vérifier le discours de la personne et son expérience subjective permet non seulement d'estimer mais également de guider l'intervention.

L'infirmière peut alors cibler certaines interventions et se poser des questions cruciales. Est-ce qu'il sera capable de se contrôler après l'entrevue?

■ **Présentation de la nouvelle grille d'estimation de la dangerosité du passage à l'acte suicidaire** (suite)

Est-ce que ses idées de suicide sont plus fortes lorsqu'il consomme ? Est-ce que ses raisons de vivre sont assez fortes pour le garder en vie ?

4. La dangerosité (cote finale) englobe l'urgence suicidaire, les facteurs de risque et de protection

Absence d'indice de danger	Indices de danger (faible)	Danger grave à court terme	Danger grave et imminent

De plus en plus de chercheurs proposent d'opter pour l'estimation simultanée de l'imminence du passage à l'acte, de la létalité du scénario et de l'accessibilité du moyen et la présence de facteurs associés au suicide (Laget *et al.*, 2007 ; Mathur *et al.*, 2006 ; Walter et Tokpanou, 2003 ; Walter, 2003 ; Séguin, 2001 ; cités dans Lane *et al.*, à paraître).

Nous avons choisi d'utiliser le terme « dangerosité » pour qualifier la cote finale (celle qui englobe l'ensemble des éléments). Une raison pragmatique a influencé cette décision. Les infirmières savent sûrement que dans le cadre de la loi P-38, il est possible de protéger une personne contre son gré lorsque son état mental représente un danger grave et imminent pour elle-même ou pour autrui. En utilisant le terme dangerosité d'un passage à l'acte suicidaire, nous nous sommes harmonisés aux termes utilisés dans la loi.

5. La grille attire l'attention sur les situations les plus complexes (orange)

Le code de couleurs est largement utilisé en circulation routière, dans le milieu de la toxicomanie et dans certains protocoles qui formalisent l'application de la loi P-38. L'originalité de cette grille est d'attirer l'attention sur la couleur orange. En effet, ce n'est pas lorsque le client est en danger grave et imminent (dans le rouge) que l'intervention est plus difficile. Ce sont les situations où le danger est grave sans être imminent qui représentent un défi pour les cliniciens. Ces situations sont inquiétantes sans pour autant nécessiter une surveillance constante. Lorsqu'une intervention se termine dans la couleur orange, les cliniciens ont toutefois d'autres options. Ils peuvent travailler davantage avec les proches, devancer un prochain rendez-vous, relancer la personne ou faire un suivi plus étroit. Une meilleure identification de cette clientèle inspire les organisations à se doter de protocoles qui précisent les conduites à tenir (souvent plus proactives et plus intensives) dans ce genre de contexte.

6. La grille indique des leviers d'intervention et intègre les techniques de l'approche orientée vers les solutions

La grille ne doit en aucun cas être administrée comme un questionnaire. Tout en allant chercher des informations qui nous permettent de mieux estimer la situation, il est aussi essentiel de préserver la qualité du lien avec la personne, de valider sa souffrance, de faire grandir espoirs et raisons de vivre. Sans la considérer de façon exclusive, l'approche orientée vers les solutions offre des options pour travailler l'ambivalence (Fiske, 2008).

Une récente recension des écrits empiriques fait d'ailleurs ressortir l'efficacité de cette approche auprès des personnes suicidaires (Trepper *et al.*, 2006). Bien que peu de recherches contrôlées aient été effectuées, les recherches cliniques et quasi expérimentales permettent de dégager certains résultats prometteurs (Trepper *et al.*, 2006).

RÉFÉRENCES

Duhamel, D. (2007). *Toxicomanie et phénomène suicidaire : savoir pour mieux intervenir*. Montréal : Centre Dollard-Cormier, 95 p.

Fiske, H. (2008). *Hope in action : solution-focused conversations about suicide*. NY : Routledge, 350 p.

Lane, J. Archambault, J., Collins-Poulette, M., Camirand, R. (à paraître en février 2010). *Guide de bonnes pratiques en prévention du suicide à l'intention des intervenants des centres de santé et de services sociaux*. Québec : ministère de la Santé et des Services sociaux.

National Suicide Prevention Lifeline (2007). *Suicide Risk Assessment Standards Packet*. Récupéré le 27 juillet 2007 de http://www.behavioralhealthlink.com/Downloads/Documents/LethalityPacket.pdf

Trepper, S.T., Dolan, Y., McCollum, E.E. et Nelson, T. (2006). Steve de Shazer and the future of solution focused therapy. *Journal of Marital and Family Therapy*, *32*(2), p. 133-139.

Wingate, L.R., Joiner, T.E., Walker, R.L., Rudd, M.D. et Jobes, D.A. (2004). Empirically informed approaches to topics in suicide risk assessment. *Behavioral Sciences and the Law*, *22*(5), p. 651-665.

Source : Brigitte Lavoie et Marie Lecavalier (2010). Évaluer la dangerosité du passage à l'acte suicidaire : des outils pour mieux agir. *Psychologie Québec*, *27*(1), 20-23.

▓ Contrat de non-suicide en milieu hospitalier (exemple)

Je, soussigné, _____ ,
ne mettrai pas ma vie en danger ou ne mettrai pas fin à mes jours, et ce, d'aucune façon. Si je sens que je perds le contrôle de mes impulsions, je demanderai à une infirmière de m'aider.

Ce contrat couvre une période de _____ heures, soit de _____ à _____.

Date : _____

Signature du client:

_____

Signature de l'infirmière :

_____

▓ Contrat de non-suicide en milieu externe (exemple)

Je, soussigné, _____ , ne mettrai pas ma vie en danger ou ne mettrai pas fin à mes jours, d'aucune façon.

Si je sens que je perds le contrôle de mes impulsions, je demanderai de l'aide à une personne présente ou en téléphonant à :

- Suicide Action Montréal : 514 723-4000

- Les Déprimés Anonymes : 514 278-2130 ou 514 278-5677

- Autres : _____

_____

Si ces moyens s'avèrent insuffisants et inefficaces, je me présenterai aux urgences de l'hôpital le plus proche.

Cette entente couvre la période allant de _____ à _____.

Date : _____

Signature du client: _____

Signature de l'infirmière : _____

La gestion de la colère et de l'agressivité

▪ Échelle d'observation des comportements agressifs

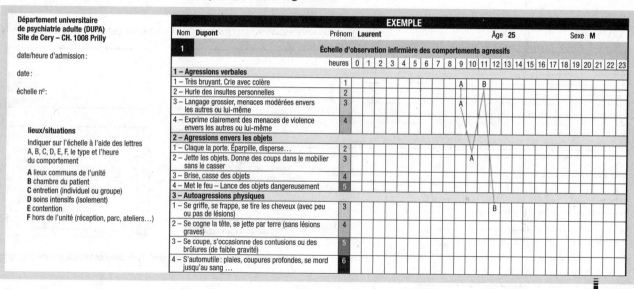

Département universitaire de psychiatrie adulte (DUPA)
Site de Cery – CH. 1008 Prilly

date/heure d'admission :

date :

échelle n° :

lieux/situations

Indiquer sur l'échelle à l'aide des lettres A, B, C, D, E, F, le type et l'heure du comportement

A lieux communs de l'unité
B chambre du patient
C entretien (individuel ou groupe)
D soins intensifs (isolement)
E contention
F hors de l'unité (réception, parc, ateliers…)

EXEMPLE

| Nom Dupont | Prénom Laurent | Âge 25 | Sexe M |

1 — Échelle d'observation infirmière des comportements agressifs

	heures	0	1	2	3	4	5	6	7	8	9	10	11	12	13	14	15	16	17	18	19	20	21	22	23
1 – Agressions verbales																										
1 – Très bruyant. Crie avec colère	1										A		B												
2 – Hurle des insultes personnelles	2																								
3 – Langage grossier, menaces modérées envers les autres ou lui-même	3										A														
4 – Exprime clairement des menaces de violence envers les autres ou lui-même	4																								
2 – Agressions envers les objets																										
1 – Claque la porte. Éparpille, disperse…	2																								
2 – Jette les objets. Donne des coups dans le mobilier sans le casser	3											A													
3 – Brise, casse des objets	4																								
4 – Met le feu – Lance des objets dangereusement	5																								
3 – Autoagressions physiques																										
1 – Se griffe, se frappe, se tire les cheveux (avec peu ou pas de lésions)	3												B												
2 – Se cogne la tête, se jette par terre (sans lésions graves)	4																								
3 – Se coupe, s'occasionne des contusions ou des brûlures (de faible gravité)	5																								
4 – S'automutile : plaies, coupures profondes, se mord jusqu'au sang …	6																								

■ Échelle d'observation des comportements agressifs (suite)

mesures prises : voir Kardex (inscrire à l'heure de la mesure)	3
être en contact avec le patient	T
entretien structuré avec le patient	U
médication	V
chambre	W
chambre de soins intensifs (isolement)	X
contention	Y
autres (préciser)	Z
	Z
	Z

Médecin :

Référent :

4 – Hétéroagressivité physique		
1 – Menace par le geste : empoigne, agrippe les vêtements	3	
2 – Frappe, donne des coups, bouscule les autres… sans lésions pour autrui	4	
3 – Agresse, attaque une autre personne, occasionnant des lésions modérées (contusion, entorse)	5	
4 – Agresse, attaque une autre personne, occasionnant des lésions graves (fractures, plaie profonde…)	6	

2 Échelle de sévérité temporelle

À remplir par le référent en reprenant la cotation de l'échelle d'observation

Source : Mary C. Townsend (2010). *Soins infirmiers – psychiatrie et santé mentale*. Saint-Laurent : ERPI, p. 202

L'approche OMÉGA

◾ A. L'observation de la situation de travail

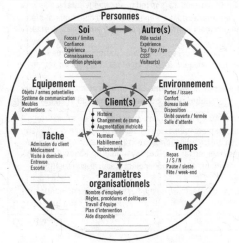

◾ B. La pyramide d'interventions

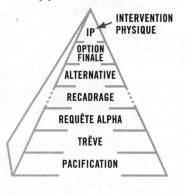

Source : extraits de la fiche technique *Crise de violence* reproduite intégralement dans le manuel (p. 752) avec la permission de l'Association paritaire pour la santé et la sécurité du travail du secteur des affaires sociales (ASSTSAS). Cette fiche peut en outre être téléchargée gratuitement à partir du site de l'association : www.asstsas.qc.ca.

ANNEXE A: L'EXAMEN MENTAL

LA PENSÉE

1) Cours et forme
- Le rythme ou la vitesse de la pensée (accéléré ou ralenti).
- La logique:
  - Normale: claire, fluide, logique, organisée, souple.
- Autres: blocage de la pensée, coq-à-l'âne, persévération, fuite des idées, pensée circonstanciée (*)/concrète/désinhibée/inhibée/magique/tangentielle (*), présence de néologismes, relâchement des associations.
  (*) Termes qui peuvent également qualifier le discours.

2) Contenu de la pensée (se traduit par le discours)
- Normalité: pensée libre de préoccupations excessives, pensée rationnelle, réaliste.
- Thèmes (le thème du discours traduit): ambivalence, inquiétude, obsession, pensées de nature agressive, pessimiste, peur, phobie, préoccupation, souci.
- Délires: érotomaniaques, de grandeur, d'influence, mégalomaniaques, de persécution, religieux, somatiques, à type de jalousie.
- Idées délirantes: écho de la pensée, de contrôle ou d'influence, de grandeur, de référence, divulgation de la pensée, somatiques, vol de la pensée.
- Troubles de la perception: hallucinations auditives, gustatives, olfactives, synesthésiques, tactiles, visuelles, kinesthésiques.

LES FONCTIONS COGNITIVES OU LES FONCTIONS MENTALES SUPÉRIEURES

1) Sensorium • État d'éveil: clair, somnolence, obnubilation, stupeur, coma.	**4) Attention** • Capacité soutenue, volontaire et active.
2) Orientation • Trois sphères: personne, lieu, temps.	**5) Jugement** • Pratique et social.
3) Mémoire • Immédiate, récente, ancienne, amnésie.	**6) Autocritique** • Présente, absente.

L'AFFECT ET L'HUMEUR

1) Affect
- Intensité et qualité: présence d'anxiété, de tristesse ou de méfiance, expansif, irritable, peu intense, préoccupé, modéré ou marqué.
- Profondeur: plat, émoussé, normalement modulé aux émotions ou synthone, mobilisable, verbalisé.
- Durée: stable ou labile.

2) Humeur
- Anédonique, cyclothymique, euthymique, euphorique, expansive, indifférente, instable, joviale, labile, triste.

LE COMPORTEMENT

1) Allure générale
- Paraît ou non son âge.
- Hygiène générale.
- Tenue vestimentaire.
- Démarche : bizarre, ralentie, robotisée.

2) Niveau d'activité
- Normal : organisé, spontané.
- Exagéré : acathisie, agitation psychomotrice, hyperactivité.
- Diminué : catatonie, léthargie, ralentissement.
- Anormal : comportement soliloque, compulsion, copromanie, coprophagie, dyskinésie, échopraxie, flexibilité.

3) Parole et langage
- Quantité : mutisme, peu loquace, volubile.
- Débit : ralenti, rapide, saccadé.
- Qualité : coprolalie, écholalie.
- Intonation, mimique et gestuelle.

4) Degré de coopération
- Négativisme ou résistance.
- Oppositionnisme.

5) Disposition (rapport à soi) et attitude (rapport aux autres)
- Disposition adéquate : assurée, authentique, confiante, dégagée, franche, respectueuse.
- Comportement (traduit l'attitude) :
  - Négatif : agressif, apathique, arrogant, cynique, désinhibé, exhibitionniste, froid, hautain, imprévisible, impulsif, manipulateur, nonchalant, méprisant, provocateur, rigide.
  - D'évitement : craintif, fuyant, hypervigilant, introverti, méfiant.
  - Envahissant : accaparant, dépendant, dérangeant, désinhibé, théâtral.
  - Soumis : docile, passif, résigné.

ANNEXE B : EXEMPLE DE NOTES AU DOSSIER

2009/11/10	8:00	Cliente repose au lit dans sa chambre. Me salue à mon arrivée, contact visuel bref, accepte ma disponibilité.
	8:40	Se présente d'elle-même à la pharmacie afin de recevoir sa médication. Démarche ralentie. Pose des questions sur sa médication, accepte mes explications mais plutôt réticente à prendre ses comprimés.
	9:30	Doit être stimulée pour faire ses soins d'hygiène mais accepte la demande.
	10:15	S'isole dans sa chambre. Tenue vestimentaire négligée, hygiène corporelle déficiente, paraît son âge. Soliloque face au mur, présente une légère acathisie. Cliente invitée à faire une rencontre après sa marche de groupe.
	10:15	Départ pour la marche de groupe en compagnie du préposé.
	10:40	Cliente rencontrée dans la salle d'entrevue. Présente peu d'autocritique; affirme qu'elle n'éprouve aucun problème de santé. Discours tangentiel. Présente de la méfiance et des propos délirants; prétend que son hospitalisation est liée à un complot orchestré par tous les voisins de son immeuble et que ceux-ci envoient un « gaz toxique » par ses conduits d'aération. Écoute empathique faite, doute semé face aux propos.
	11:10	Cliente au salon, d'allure plus tonique, qui importune les autres clients. Légère agitation psychomotrice. Invitée à se retirer dans sa chambre. Collabore bien. Refuse médication PRN pour l'instant.

	11:45	Cliente plus calme, affect plus dégagé.
	12:00	Mange à la salle commune en compagnie des autres clients. Ne socialise pas. Quitte dès qu'elle a terminé.
	13:30	Repose dans sa chambre, calme.
	14:30	Circule dans le corridor, peu loquace, ne fait que des demandes utilitaires. Bien orientée dans les trois sphères, mais attention peu soutenue. Disponibilité offerte.
	15:00	Présente des comportements d'écoute et une attitude d'hypervigilance, mais affirme n'avoir aucune hallucination visuelle ou auditive. Demeure calme dans son comportement.
	15:45	Attendons visite du Dr X sous peu. Cliente au salon, regarde la télé, calme.
	16:00	Pascale Reny, inf.
OBSERVATIONS DE L'INFIRMIÈRE		

ANNEXE C: GLOSSAIRE DE LA SANTÉ MENTALE

Acathisie Agitation, besoin irrépressible de bouger.

Acting out Passage à l'acte.

Affect Comportement associé à l'état émotif ou au tonus mental du client; image émotionnelle que la personne présente à l'observateur.

Affect anxieux État émotionnel caractérisé par un sentiment d'insécurité; inquiet, tourmenté.

Affect approprié État émotionnel convenable, adéquat, pertinent.

Affect déprimé Réaction de tristesse ou d'abattement.

Affect émoussé Réduction significative de l'intensité de l'expression affective.

Affect exalté Réaction d'euphorie ou de très grand bien-être.

Affect expansif État émotionnel qui exprime toutes les nuances de la satisfaction et de la joie, mais avec un certain manque de retenue.

Affect hyperréactif État émotionnel qui convient à la situation, mais qui est disproportionné.

Affect inadéquat ou inapproprié État émotionnel qui ne correspond pas aux circonstances.

Affect labile Variabilité anormale des affects, s'accompagnant de modifications répétées, rapides et précipitées (par exemple, passer du rire aux larmes).

Affect mobilisable État émotionnel réagissant adéquatement aux stimulus extérieurs (appelé également *affect normalement modulé*).

Affect plat État émotionnel vide de tonus émotionnel (ou d'expression de sentiments); absence d'indices visibles de l'état émotionnel.

Affect préoccupé État émotionnel absorbé, tendu, soucieux.

Affect syntone État émotionnel qui convient à la situation.

Affect triste État émotionnel abattu, morose, sombre, mélancolique, taciturne.

Agitation psychomotrice Mouvement continuel, plus ou moins incohérent et s'accompagnant d'un état d'excitation psychique.

Agranulocytose Taux leucocytaire extrêmement bas; se manifeste par des maux de gorge, de la fièvre et une sensation de malaise.

Amnésie continue Incapacité de se rappeler les événements survenus à partir d'un moment précis et perte de mémoire qui s'étend jusqu'au présent (le client est incapable de former de nouveaux souvenirs).

Amnésie dissociative Incapacité d'évoquer des souvenirs marquants.

Amnésie généralisée Incapacité de se rappeler quoi que ce soit concernant sa propre vie ou sa propre identité.

Amnésie lacunaire Incapacité temporaire de se rappeler ce qui entoure un événement traumatique (dure généralement de quelques heures à quelques jours).

Amnésie sélective Incapacité temporaire de se rappeler certains des incidents associés à un événement traumatique.

Amnésie systématique Incapacité de se rappeler les événements liés à un champ d'information précis (sa famille, une personne, un événement, etc.).

Anhédonie Incapacité de vivre, voire d'imaginer, le plaisir ou les émotions agréables.

Anosognosie (*insight*) Méconnaissance, par un client, de son état, même grave, notamment dans le cas d'affections telles que la schizophrénie.

Apathie Le client se désintéresse de son environnement, qui semble le laisser totalement indifférent.

Association incohérente d'idées Incapacité d'utiliser les mots selon un sens approprié ou de suivre les règles de la syntaxe, ce qui rend le discours (et la pensée) inexact, vague, flou; appelée également *relâchement des associations*.

Bizarrerie Caractère de ce qui est bizarre.

Blocage de la pensée Difficulté à se rappeler ou interruption du fil de la pensée ou de la parole; peut également survenir lorsque le client a l'impression qu'on lui a retiré sa pensée; se nomme alors *vol de la pensée*.

Catalepsie Paralysie que l'on observe dans les états hypnotiques et dans la schizophrénie, caractérisée par l'annihilation de tous les réflexes de locomotion et de changement de position, ainsi que par la réduction de la sensibilité et par la contraction tonique des muscles.

Comportement adéquat Approprié, convenable, juste.

Comportement agité Mouvementé, nerveux; en proie à une agitation quelconque.

Comportement agressif Menaçant, violent. Qui a un caractère d'agression, qui marque la volonté d'attaquer sans ménagement.

Comportement dérangeant Envahissant.

Comportement désinhibé Sans retenue.

Comportement exhibitionniste Tendance pathologique à montrer ses organes génitaux.

Comportement imprévisible Déroutant, inattendu.

Comportement impulsif Effectué sous l'impulsion de mouvements spontanés et irréfléchis; emporté, fougueux.

Comportement introverti Tendance à se retirer du monde extérieur; difficulté à se livrer.

Comportement manipulateur Fait de procéder à des actions délibérées dans le but d'influencer autrui.

Comportement méfiant Soupçonneux, qui manifeste un manque de confiance et la crainte d'être trompé par l'interlocuteur ou par l'entourage.

Comportement nonchalant Qui manque d'activité, d'ardeur, par insouciance ou indifférence.

Comportement passif Indifférent, inerte.

Comportement provocateur Qui provoque, incite à la violence, à la dispute ou à l'agitation.

Compulsion Tendance à répéter des actions de façon incontrôlable.

Coprolalie Langage grossier.

Copromanie Tendance à se barbouiller le corps de ses excréments ou à s'en servir pour souiller sa literie ou les murs de sa chambre.

Coprophagie Ingestion de sa propre urine ou de ses excréments.

Coq-à-l'âne Passage sans transition et sans motif d'un sujet à l'autre.

Crise oculogyre Déviation et fixation involontaires des yeux, généralement vers le haut; survient soudainement et dure de quelques minutes à plusieurs heures.

Délire Désordre des facultés intellectuelles caractérisé par une suite d'idées erronées, contraire à la réalité, imperméable à la critique.

Délire à type de jalousie Propension excessive et irrationnelle à se montrer jaloux.

Délire de grandeur (ou mégalomanie) Exagération de sa propre importance ou valeur, s'accompagnant généralement de la conviction d'avoir des pouvoirs particuliers.

Délire de persécution Délire dans lequel le client croit faire l'objet de persécutions et de mauvais traitements de la part de ses ennemis.

Délire érotomaniaque Exagération délirante de l'amour reçu.

Délire religieux Idées fausses concernant les rapports entre l'homme et un être surnaturel.

Delirium État de confusion mentale et d'excitation caractérisé par la désorientation dans le temps et l'espace (souvent accompagnée d'hallucinations), un discours incohérent et une activité physique constante et sans objet.

Désinhibé Sans retenue.

Discours circonstancié Voir Pensée circonstanciée.

Discours tangentiel Voir Pensée tangentielle.

Divulgation de la pensée Sentiment que les autres peuvent lire dans ses pensées; le client a l'impression que ses pensées quittent sa tête pour se diffuser; se nomme également *vol de la pensée*.

Dyskinésie tardive Syndrome caractérisé par des mouvements bizarres du visage et de la langue, par la raideur du cou et la difficulté à avaler.

Dystonie Mouvements involontaires des muscles du visage, du cou et des membres (spasmes).

Écho de la pensée Perception qu'a le client d'entendre sa pensée énoncée à voix haute.

Écholalie Le client répète les mots ou les expressions qu'il entend pour tenter de s'identifier avec le locuteur.

Échopraxie Le client imite de manière automatique les mouvements faits par les autres; peut également être désigné par le terme «mimétisme».

Fabulation Fait de combler les trous de mémoire en inventant des faits de toutes pièces.

Flexibilité cireuse Capacité de conserver pendant un certain temps, sans la moindre résistance musculaire, toutes les positions données à ses membres (le client se laisse manipuler comme une marionnette).

Fuite des idées Succession fragmentée et rapide des pensées, se manifestant par un flot accéléré et pratiquement ininterrompu du discours.

Hallucination auditive Fausse perception d'un son ; le plus souvent, le client entend des voix, mais il peut aussi entendre des cliquetis, des bruits de bousculade, de la musique et d'autres bruits.

Hallucination gustative Fausse perception d'un goût ; le plus souvent, les hallucinations gustatives correspondent à des saveurs désagréables.

Hallucination kinesthésique Impression que les muscles se contractent, que les membres se meuvent ou que le corps est agité par des mouvements, alors qu'il est immobile.

Hallucination olfactive Fausse perception d'une odeur.

Hallucination tactile Fausse perception d'un toucher, associé à un élément sur ou sous la peau. On peut donner l'exemple des fourmillements, alors que le client a l'impression que des insectes ou d'autres éléments grouillent sur ou sous sa peau.

Hallucination visuelle Fausse perception visuelle. Il peut s'agir d'images formées (personnes) ou d'images non formées (éclairs de lumière).

Hallucinations Fausses perceptions sensorielles, en l'absence de stimuli externes.

Hallucinations vestibulaires Impression de tomber dans un gouffre.

Humeur État émotionnel global et soutenu, qui influe notablement sur le comportement, la personnalité et les perceptions.

Humeur cyclothymique Humeur où se succèdent de nombreux épisodes d'hypomanie et d'humeur dépressive.

Humeur euphorique Sentiment intense de joie et de bien-être.

Humeur euthymique État de tranquillité mentale (euthymie).

Humeur instable Client prompt à se mettre en colère ; emporté.

Humeur joviale Client enjoué, joyeux.

Hypervigilance Fait d'avoir conscience des stimulis externes de façon anormalement vive.

Hypomanie Forme légère de manie caractérisée par une hyperactivité excessive, mais n'entraînant pas de modifications marquées du fonctionnement social ou professionnel, et n'exigeant pas d'hospitalisation.

Idées de contrôle ou d'influence Le client croit que certains objets ou certaines personnes régissent son comportement.

Idées de grandeur Le client exagère son importance, sa puissance ou ses connaissances, ou encore adopte l'identité d'une personne célèbre (« Je suis Jésus-Christ »).

Idées de référence Le client croit que tout ce qui se passe dans l'environnement se rapporte à lui (« Je sais que quelqu'un essaie de me transmettre un message codé dans les articles de cette revue ; il faut que je déchiffre le code afin de recevoir le message »).

Idées délirantes Croyances erronées fondées sur une déduction incorrecte concernant la réalité extérieure et qui persistent en dépit des preuves manifestes de leur fausseté ou de leur caractère irrationnel.

Idées somatiques Le client est en proie à des idées délirantes sur le fonctionnement de son corps (« J'ai 70 ans et je serai la plus vieille femme du monde à accoucher ; le docteur m'a dit que je n'étais pas enceinte, mais moi je sais que je vais avoir un bébé »).

Illusions Fausses perceptions ou interprétations erronées de stimuli externes réels.

Léthargie État pathologique marqué par un sommeil profond et prolongé.

Logorrhée Loquacité excessive.

Manie Forme grave de trouble bipolaire où prédomine l'humeur élevée, expansive ou irritable ; s'accompagne d'une activité psychomotrice frénétique et, dans certains cas, de caractéristiques psychotiques.

Mégalomanie Idées de grandeur.

Mélancolie Forme grave d'un épisode de dépression majeure, avec exacerbation des symptômes et absence quasi totale de plaisir et d'intérêt.

Maniérisme Expression gestuelle exagérément affectée, manquant de naturel.

Mimétisme Comportement de celui qui reproduit plus ou moins inconsciemment les attitudes, le langage, les idées du milieu ambiant ou d'un autre individu auquel il veut ressembler.

Mutisme Incapacité à s'exprimer ou refus de parler.

Néologismes Mots qui n'ont aucun sens pour les autres, mais qui sont investis d'une signification symbolique pour le client lui-même.

Obsession Pensées indésirables et répétitives.

Paranoïa Méfiance extrême à l'égard d'autrui.

Pauvreté de la pensée Peu de contenu ou contenu vague.

Pensée accélérée Pensée rapide, activée, pressée ; appelée également *tachypsychie*.

Pensée circonstanciée Pensée d'un client qui n'arrive pas à venir au but de son propos, car il se perd dans des détails ennuyeux et inutiles ; pour que la conversation aboutisse, il faut que l'interlocuteur interrompe la personne fréquemment afin de la recentrer sur le sujet.

Pensée concrète Concentration des processus cognitifs sur des faits précis et concrets, plutôt que sur des questions générales et abstraites, et sur des préoccupations immédiates plutôt que sur des résultats hypothétiques ; incapacité de saisir le langage abstrait.

Pensée dichotomique Pensée obéissant à la logique du tout ou rien.

Pensée désinhibée Pensée sans retenue.

Pensée inhibée Pensée freinée, arrêtée.

Pensée magique Forme de pensée primitive où le client est d'avis qu'il lui suffit de croire que quelque chose est possible pour que cette chose arrive.

Pensée tangentielle Mode de pensée où le client n'arrive jamais au but ; il aborde des sujets différents, de sorte que la discussion d'origine se perd.

Persévération Mode de pensée où le client répète ou prolonge avec insistance et involontairement les mêmes réponses (mot, idée, geste) à diverses questions.

Pseudodémence Ensemble de symptômes de dépression qui ressemblent à ceux de la démence.

Pseudoparkinsonisme Trouble caractérisé par les symptômes suivants : tremblements, démarche traînante, sialorrhée, rigidité, mouvements d'émiettement.

Psychose Trouble mental grave caractérisé par des idées délirantes ou des hallucinations et par la dégradation des modes de fonctionnement interpersonnel et des relations avec le monde extérieur.

Ralentissement du cours de la pensée Rythme de pensée ralenti ; se nomme également *bradypsychie*.

Ralentissement psychomoteur Ensemble de symptômes se traduisant par un appauvrissement du contenu de la pensée, un discours lent, des gestes rares et lents, une posture prostrée.

Salade de mots Mots assemblés de manière aléatoire et sans lien logique (« La plupart des actions progressives poussent la vie en double qui joue un cercle uniforme »). En psychiatrie, terme désignant le discours d'un client qui discute seul parce qu'il est en proie à un délire.

Soliloque Discours d'une personne qui se parle à elle-même (En psychiatrie, terme désignant le discours d'un client qui discute seul parce qu'il est en proie à des hallucinations.)

Stéréotypie verbale ou motrice Répétition persistante et automatique de mots ou de gestes sans l'intervention de stimuli extérieurs.

Stupeur catatonique Perturbation psychomotrice caractérisée par l'immobilité, le mutisme, un faciès figé, une absence de réaction aux sollicitations extérieures et un refus de nourriture.

Réactions extrapyramidales (REP) Troubles moteurs divers (tremblements, chorée, dystonie, akinésie, acathisie, etc.).

Syndrome malin des neuroleptiques (SMN) Complication rare, mais potentiellement fatale, du traitement aux neuroleptiques, dont les symptômes (rigidité musculaire parkinsonienne grave, hyperpyrexie, tachycardie, tachypnée, fluctuations de la pression sanguine, transpiration profuse et détérioration rapide de l'état mental allant jusqu'à la stupeur et au coma) progressent très rapidement.

Temps de latence dans le discours Temps qui s'écoule entre le stimulus (question) et la réponse du client.

RÉFÉRENCES

American Psychiatric Association (2003). *DSM-IV-TR, Manuel diagnostique et statistique des troubles mentaux* (4e éd.). Paris : Masson.

Andreasen, N.C., et Black, D.W. (2006). *Introductory textbook of psychiatry* (4e éd.).

Association québécoise de prévention du suicide (2001). *Formation accréditée : Intervenir en situation de crise suicidaire.*

Carroll-Ghosh, T., Victor, B.S., et Bourgeois, J.A. (2003). Suicide. Dans R.E. Hales et S.C. Yudofsky (dir.). *Textbook of clinical psychiatry* (4e éd.). Washington, DC : American Psychiatric Publishing.

Dervic, K., Oquendo, M.A., Grunebaum, M.F., Ellis, S., Burke, A.K., et Mann, J.J. (2004). Religious affiliation and suicide attempt. *American Journal of Psychiatry, 161*(12), 2303-2308.

Descoubès Jean-Marc : www.psyrelax.org.

Facts and comparisons (1998). St. Louis : A. Walters Kluwer Co.

Hays, H.R., et Larson, K.H. (1963). *Interacting with patients.* New York : Macmillan.

Herrell, R., Goldberg, J., True, W., Ramakrishnan, V., Lyons, M., Eisen, S., et Tsuang, M. (1999). Sexual orientation and suicidality : A co-twin control study in adult men. *Archives of General Psychiatry, 56*(10), 867-888.

Lyness, J.M. (1997). *Psychiatric pearls.* Philadelphie : F.A. Davis.

Kaplan, H.I., et Sadock, B.J. (1998). *Synopsis of psychiatry : Behavioral sciences/clinical psychiatry* (8e éd.). Baltimore : Williams & Wilkins.

Kaplan, H.I., Sadock, B.J., et Grebb, J.A. (1994). *Kaplan and Sadock's synopsis of psychiatry : Behavioral Science/Clinical psychiatry* (8e éd.). Baltimore : Williams & Wilkins.

Martinez, M., Marangell, L.B., et Martinez, J.M. (2008). Psychopharmacology. Dans R.E. Hales, S.C. Yudovsky et G.O. Gabbard (dir.), *Textbook of Psychiatry* (5e éd.). Washington, DC : American Psychiatric Publishing.

Murphy, C.G. (1994). Suicide and attempted suicide. Dans G. Winokur et P.J. Clayton (dir.), *The medical basis of psychiatry* (2e éd.). Philadelphie : W.B. Saunders.

Murphy, G.E. (1998). Why women are less likely than men to commit suicide. *Comprehensive Psychiatry, 39*, 165-175.

National Institute of Mental Health (NIMH) (2002). *In harm's way : Suicide in America.* Document consulté de www.nimh.nih.gov/publicat/harmaway.cfm.

Pokalo, C.L. (1991). Clozapine : Benefits and controversies. *Journal of Psychosocial Nursing, 29*(2), 33-36.

Puzantian, T., et Stimmel, G.L. (1994). *Review of psychotropic drugs.* New York : The McMahon Group.

Quevauvilliers J., et Somogyi, A. (2004). *Dictionnaire médical* (4ᵉ éd.). Paris: Masson.

Remafedi, G. (1999). Suicide and sexual orientation: Nearing the end of controversy? *Archives of General Psychiatry, 56*(10), 885-886.

Sadock, B.J., et Sadock, V.A. (2007). *Synopsis of psychiatry: Behavioral sciences/clinical psychiatry* (10ᵉ éd.). Philadelphie: Lippincott Williams & Wilkins.

Slaby, A.E., Lieb, J., et Tancredi, L. (1986). *The handbook of psychiatric emergencies* (3ᵉ éd.). New York: Medical Examination Publishing.

Tondo, L., et Baldessarini, R.J. (2001). *Suicide: Causes and clinical management.* Document consulté de www.medscape.com/viewprogram/353.